www.ingramcontent.com/pod-product-compliance
Lightning Source LLC
Chambersburg PA
CBHW051745250726
48659CB00001B/260

The Calorie Myth Dispelled
-
Payane Afsaneye CalorieHa

by

Angeh Aslanian

به نام خدا

تقدیم به ....

هیچ هدیه‌ای با ارزش‌تر از سلامتی نیست ...

از طرف ....

تاریخ: ....

مدرسه فیتنس تقدیم می‌کند

پایان افسانه کالری‌ها

دیگر زمین صاف نیست

(ویرایش دوم با تغییرات و نکات اضافه)

نویسنده: عانگع اصلانیان

سرشناسه	: اصلانیان، عانگع، ۱۳٦۸ -
عنوان و نام پدیدآور	: پایان افسانه کالری ها، دیگر زمین صاف نیست/ نویسنده عانگع اصلانیان.
مشخصات نشر	: تهران: برقعی، ۱۳۹٤.
مشخصات ظاهری	: ۱٤٤ص.: مصور.؛ ۱٤/٥ × ۲۱/٥ سم.
شابک	: ۱۹۰۰۰۰ ریال 978-600-7531-05-1 :
وضعیت فهرست نویسی	: فیپا
موضوع	: رژیم لاغری
موضوع	: رژیم غذایی کم کالری
رده بندی کنگره	: ۱۳۹٤ ۲پ٦الف/RM۲۲۲/۲
رده بندی دیویی	: ٦۱۳/۲٥
شماره کتابشناسی ملی	: ٤۰۱٤۲۰۹

■ **ناشر:** انتشارات برقعی

■ **عنوان کتاب:** پایان افسانه کالری‌ها، دیگر زمین صاف نیست

■ **تالیف:** عانگع اصلانیان

■ **ویراستار:** الیسا اصلانیان، زهرا کثیری

■ **صفحه آرایی و طراحی جلد:** زهرا احمدی

■ **نوبت چاپ:** تابستان ۱۳۹۶، سوم

■ **شمارگان:** ۲۰۰۰ نسخه

■ **شابک:** ۱ -۰۵ - ۷٥۳۱ - ۶۰۰ -۹۷۸   ISBN: 978-600-7531-05-1

■ **قیمت:** ۱۹۰۰۰ تومان

■ **پایگاه اینترنتی، ایمیل و تماس:** madresefitness.ir
09100048169
team@madresefitness.ir

تمامی حقوق برای ناشر محفوظ است.

فهرست مطالب

ارتباط با نویسنده از طریق: www.madresefitness.ir

حل مکعب روبیک تناسب‌اندام

رهایی از شر چربی‌های اضافه بینهایت راحت است اگر ...

تناسب‌اندام و لاغری، هم کار فوق‌العاده راحتی است و هم کاری فوق‌العاده سخت. طبق آمار حدود ۴۵ درصد از مردم اضافه‌وزن دارند. امکان ندارد افرادی را نشناسید که سال‌هاست برای رسیدن به تناسب‌اندام تلاش می‌کنند و هنوز در رسیدن به تناسب اندام ایده‌آل خود، موفقیت پایداری بدست نیاورده‌اند. ۹۵ درصد از افرادی که با کاهش کالری‌های خود سعی دارند به تناسب اندام برسند، بعد از لاغر شدن، در ۳ سال آینده دوباره به نقطه‌ی شروع تلاش‌های خود برمی‌گردند. عده‌ای هم، اضافه‌وزن، بزرگ‌ترین دغدغه زندگی‌شان شده و حاضرند هر کاری انجام دهند تا از شر اضافه‌وزن خود خلاص شوند. مبالغ زیادی هزینه می‌کنند و دست به دامن انواع و اقسام روش‌ها، رژیم‌ها، چربی‌سوزها و حتی جراحی‌ها می‌شوند. ولی عده بسیار کمی به موفقیت واقعی و «پایداری» می‌رسند. این نشان می‌دهد لاغر شدن و حفظ تناسب، کاری بسیار سخت، طاقت‌فرسا و ناامیدکننده است.

از طرفی کم کردن چربی‌ها و لاغر شدن کار بسیار ساده‌ای است. چرا؟ بدن‌سازها و فیتنس‌مدل‌ها، برای افزایش حجم عضلات خود، حدود ۹ ماه از سال را در دوره‌های حجم‌گیری، به‌شدت ورزش می‌کنند و به‌شدت غذا می‌خورند. (به‌طور متوسط حدود ۵۰۰۰–۶۰۰۰ کالری در روز). در این دوره علاوه بر مقدار زیادی عضله، مقدار زیادی

هم چربی به بدنشان اضافه می‌شود. آنها بلافاصله پس از دوره‌ی عضله‌سازی، رژیم می‌گیرند و در طی چند ماه، تمام چربی‌های به‌دست آمده را آب می‌کنند. تا جایی که نه‌تنها لاغر می‌شوند، بلکه تقریباً هیچ اثری از چربی روی بدنشان نمی‌ماند.

فیتنس‌مدل‌ها هرسال این چرخه را تکرار می‌کنند و کاهش چربی‌های بدن برایشان کار بسیار راحتی است. صرفاً یک سری قوانین و اصول علمی را برای چند ماه رعایت می‌کنند. اگر شما هم اصول درست تناسب‌اندام را بیاموزید، رسیدن به تناسب‌اندام بسیار راحت است و هرگز هیچ نیازی به سخت‌کوشی و ریاضت کشیدن ندارد.

مکعب روبیک تغذیه

به نظر من خلاص شدن از شر چربی‌های اضافه، دقیقاً مانند حل‌کردن معمای مکعب روبیک است. اگر یک مکعب روبیک به‌هم‌ریخته نشده را فقط با چهار حرکت به هم بریزیم و از کسی که حل کردن آن را بلد نباشد بخواهیم آن را حل کند، حتی اگر او شخصی فوق‌العاده باپشتکار، سخت‌کوش و بسیار باهوشی باشد، بدون تردید حل‌کردن مکعب برایش آن‌قدر طول خواهد کشید که خسته و ناامید، از حل کردن مکعب صرف‌نظر خواهدکرد. اما اگر کسی اصول حل کردن مکعب را یاد بگیرد، حتی اگر یک فرد کم‌هوش، کم‌استعداد و بی‌اراده باشد، حل کردن مکعب روبیک برایش آب خوردن خواهد بود و در کمتر از چند دقیقه آن را پیروزمندانه حل خواهد کرد.

آب کردن چربی‌های اضافه دقیقاً مانند حل‌کردن مکعب روبیک، کار ساده‌ای است به این شرط که، راه درست را بدانید و کار بسیار سخت و ناامیدکننده‌ای خواهد بود اگر راه درست آن را یاد نگیرید. این کتاب اصول حل کردن مکعب روبیک تناسب اندام را به شما یاد خواهد داد.

اشتباه مهلک

در حل مکعب روبیک، اگر حرکت اشتباهی برای حل کردن مکعب انجام دهید، در مرحله بعد، کار چندین برابر سخت‌تر می‌شود. در تلاش برای لاغری هم، هر

«تلاش» اشتباهی که انجام دهید، کار را در آینده برایتان سخت‌تر خواهد کرد. پس بهتر است قبل از هر تلاش اشتباهی، راه درست را بیاموزید. پس از یادگیری راه درست، دیگر به اراده‌ی قوی برای کم خوردن، اندازه‌گیری وعده‌های غذایی و نگرانی بابت میزان غذا خوردن، تلاش و اراده و ورزش کردن‌های طولانی نیازی نخواهید داشت.

نظرسنجی و ۵ باور نادرست مردم

دکتر مهمت اوز، در کتاب معروف «YOU The Owner's Manual» توضیح می‌دهد که قبل از نگارش کتابش از ده‌ها نفر چند سؤال بسیار ساده در مورد بدنشان و نحوه استفاده از آن پرسیده و همچنین چند سؤال مشابه در مورد نحوه استفاده از ماشین‌شان پرسیده است، سوالاتی از قبیل اینکه هر چند کیلومتر نیاز به پر کردن بنزین دارند؟ هرچند وقت یک‌بار نیاز به تعویض روغن دارند؟ دکتر اوز نتیجه‌گیری می‌کند، مردم در مورد استفاده از ماشین و وسایل دیگرشان اطلاعات بسیار بیشتری دارند، تا در مورد نحوه استفاده از بدنشان. آنچه باعث می‌شود مردم تناسب‌اندام نداشته باشند، نداشتن تلاش لازم نیست، بلکه نداشتن اطلاعات درست است.

پیش از نوشتن این کتاب از تمام افرادی که اضافه‌وزن داشتند و برای گرفتن مشاوره تغذیه مراجعه می‌کردند، همیشه قبل از شروع مشاوره سؤال می‌کردم که «به نظر خودتان، مهم‌ترین کارهایی که باید برای از بین بردن چربی‌های اضافه انجام دهید، چیست؟»

۵ جواب از پرتکرارترین پاسخ‌ها به ترتیب این موارد هستند:

۱- کاهش میزان کالری‌های مصرفی و کمتر خوردن.

۲- افزایش تحرک و سوزاندن انرژی بیشتر و انجام بیشتر ورزش‌های هوازی.

۳- کاهش میزان مصرف چربی‌ها و به‌خصوص چربی‌های اشباع شده حیوانی.

۴- خوردن وعده‌های کوچک و متعدد، و مصرف میوه به عنوان میان وعده

۵- خوردن صبحانه کامل و شام سبک‌تر.

دقیقاً مشکل در ۵ خط بالاست. تک تک این موارد اشتباه هستند. مهم نیست

چقدر از این حرف تعجب کنید، مهم این است که این واقعیتی است که باعث شده رهایی از شر چربی‌های اضافه برای بسیاری یک رویا باشد. در فصل آخر شما هم خواهید دانست که چرا هر ۵ نکته‌ی بالا، اشتباه هستند. ابتدا با یک معما شروع کنم.

پنج‌شنبه شب و مهمانی من، با بهترین غذاهای دنیا

در جلسات مشاوره، پس از سؤال بالا، همیشه دوست دارم با این مثال مهمانی، لامپی را بالای سر مخاطبانم روشن کنم و مقاومت‌شان را در برابر اطلاعات جدیدی که باید بیاموزند بشکنم. در اکثر مواقع فقط همین مثال ساده برای تغییر ذهنیت کافی است.

فرض کنید هفته بعد، پنج‌شنبه شب، شما را به یک مهمانی فوق‌العاده باشکوه دعوت کرده‌ام و در این مهمانی از بهترین سرآشپزهای کشور، خواسته‌ام تا خوشمزه‌ترین غذاها را تدارک ببینند. از شما هم می‌خواهم، برای اینکه بتوانید مقدار بیشتری غذا بخورید، سعی کنید تا جای ممکن، گرسنه و با اشتهای زیاد به مهمانی بیایید تا هیچ‌کدام از غذاهای خوشمزه را از دست ندهید.

سوال: چه خواهید کرد تا مطمئن شوید، اشتها و تمایلتان به خوردن در بیشترین حالت ممکن است؟

احتمالاً ناهار نمی‌خورید یا ناهار بسیار سبکی می‌خورید و سعی می‌کنید میزان خوردن آن روز و حتی روز قبل را کمتر کنید. احتمالاً فعالیت‌تان را بیشتر خواهید کرد، تا قبل از مهمانی انرژی بیشتری مصرف کرده باشید، مثلاً صبح به‌جای نیم ساعت ورزش در باشگاه سعی می‌کنید یک ساعت تمرین کنید، یا اگر قرار بود مسیر خانه تا محل مهمانی را با تاکسی بیاید، سعی می‌کنید در مسیر مقداری پیاده‌روی و ورزش هوازی انجام دهید. این‌گونه مطمئن خواهید شد که اشتهای‌تان برای خوردن به حداکثر رسیده و آماده خواهید بود تا به میز غذاهای فوق‌العاده خوشمزه‌ای که تدارک دیده‌ام حمله‌ور شوید. درست است؟

خلاصه اینکه سعی خواهید کرد اول، فعالیت‌تان را بیشتر کنید و انرژی بیشتری بسوزانید و دوم، با کمتر خوردن انرژی کمتری وارد بدنتان کنید. آیا مگر «کم

خوردن و تحرک بیشتر» چیزی نیست که سال‌ها گفته‌شده، اگر انجام دهید روزی به تناسب‌اندام دلخواه خواهید رسید و اضافه‌وزن خود را از دست خواهید داد؟ آیا مگر این‌ها «دقیقاً» همان کارهایی نیستند که افراد چاق سعی دارند انجام بدهند و امیدوارند با این روش، روزی به تناسب‌اندام دلخواه برسند؟ بسیار واضح است که با این دو کار، نه‌تنها موفق نخواهند شد، بلکه خود را برای خوردن و چاق شدن آماده می‌کنند. تعجبی هم ندارد چرا درصد موفقیت در لاغری تا این حد کم است.

اگر شما هم از کسانی هستید که باور دارید برای رسیدن به تناسب‌اندام باید مقدار خوردن را کم کنید و فعالیت‌تان را افزایش دهید، ذهن‌تان را باز بگذارید و تا پایان کتاب همراه شوید تا با حقایق شگفت‌انگیزی روبرو شوید. در روشی که تا انتهای این کتاب با هم یاد خواهیم گرفت، هرگز نیازی نیست کم بخورید یا بیشتر فعالیت کنید.

داستان من و چرا این کتاب را نوشته‌ام

چند سال پیش دانشجوی رشته کامپیوتر در دانشگاه امیرکبیر بودم. اما اتفاقاتی باعث شد حوزه کاری‌ام را عوض کنم و مشاوره تغذیه شوم. چند سالی بود که مشغول انواع و اقسام المپیادهای کشوری و جهانی بودم. دانشجوی ممتاز بودم (رزومه من را در madresefitness.ir/angeh می‌بینید). بعد از کسب مقام اول مسابقات جهانی ۲۰۰۹ وقتی دوستان قدیمی و اقوام را می‌دیدم، بعد از سلام اولین حرف همه این بود که «چقدررر چاق شدی!!» تا آن موقع توجه نکرده بودم، ولی در مدت دو سال به تدریج حدود ۲۷ کیلو اضافه وزن پیدا کرده بودم.

تصمیم گرفتم لاغر شوم و با خودم فکر کردم، نباید کار سختی باشد. همانطور که همیشه گفته بودند، کافی بود کمتر بخورم و کمی ورزش کنم و از خوردن چربی‌ها بپرهیزم تا لاغر شوم. حدود ۳ یا ۴ ماه سعی کردم ولی وزن زیادی کم نکردم، دقیقا مانند ۹۵ درصد بقیه افرادی که سعی می‌کنند لاغر شوند. اما یک شب مسیر زندگی‌ام کاملا تغییر کرد. با دختر فوق‌العاده‌ای آشنا شدم. در همان دفعات اول آشنایی گفت بهتر است «ورزش کنم و فکری به حال اضافه وزنم بکنم.» فردی بودم که در هر کاری که خواسته بودم موفق بودم، و همیشه عادت داشتم بقیه از من تعریف و تمجید کنند، نه انتقاد. آن شب تا خانه پیاده رفتم و تصمیم گرفتم نه تنها

وزن کم کنم، بلکه به هر قیمتی به شکمی شش تکه و بدون چربی برسم. آن‌موقع خیییلی برایم تحقیرآمیز بود اگر نتوانم کاری که می‌خواهم را انجام دهم.

روز بعد به کتاب‌فروشی‌های میدان انقلاب سر زدم و چند کتاب تغذیه معمولی خریدم و مطالعه کردم و اصولشان را پیاده کردم. دو ماه سرسختانه کالری‌هایم را کاهش دادم و به دویدن پرداختم و شام سبک و پرهیز از چربی‌ها و شش وعده غذا در روز و غیره. ۷-۸ کیلو کم کردم ولی ۱۷-۱۸ کیلو اضافه وزن مانده بود. پیش خودم فکر کردم، اگر قرار باشد وزن کم کردن اینطور سخت باشد که، کل زندگی یک عذاب و تلاش دائمی و ناامید کننده خواهد بود.

سراغ کتاب‌های انگلیسی رفتم. بهترین کتاب‌های تغذیه دنیا را انتخاب کردم و از آمازون خریدم و به آخرین تحقیقات علمی در زمینه تناسب اندام نگاه کردم. واقعیت‌ها زمین تا آسمان با چیزهایی که بین مردم رایج است و همیشه باور داشتیم، فرق داشت. در ۹۰ درصد موارد علم خلاف باورهای عموم را ثابت می‌کرد. فهمیدم که کالری‌ها کوچک‌ترین اهمیتی در تناسب‌اندام ندارند. نیازی به ۵ روز در هفته ورزش هوازی ندارم. لازم نیست ۶ وعده در روز نگران خوردن و رفع گرسنگی باشم. لازم نیست شام سبک بخورم و در مهمانی‌ها و از غذای خانواده، جدا باشم. یادگرفتم که کاهش وزن اگر به روش علمی انجام شود ساده‌تر از این حرف‌هاست.

تعجبی هم ندارد، وقتی این همه آدم، با اراده و سخت‌کوشی سعی می‌کنند به تناسب اندام برسند ولی فقط ۵ درصد آنها به موفقیت دائمی و پایدار می‌رسند، مسلما و منطقاً راهی که طی می‌کنند اشتباه است. در دو ماه بعد بقیه چربی‌هایم را کردم و به شکم شش تکه و تقریبا بدون چربی رسیدم (هرکسی که می‌گوید لاغری سریع اشتباه است، فقط سعی دارد ناتوانی خودش را توجیه کند، کافی است رازهای بدن را بلد باشیم.)

از اینجا به بعد لاغری برایم مطرح نبود، بلکه بی‌نهایت کنجکاو بودم. برای پیدا کردن جواب سوالات دیگرم به سراغ جدیدترین کتاب‌های پزشکی و مقالات علمی رفتم. شخصیتاً کسی هستم که اگر معمایی در ذهنم باشد، تا جوابش را کشف نکنم آرام نمی‌گیرم. عکس‌های که از خودم در شبکه‌های اجتماعی گذاشتم توجه‌ها را جلب کرد و عده زیادی راز کارم را می‌پرسیدند. کم‌کم شروع کردم به نوشتن مقالاتی

در شبکه‌های اجتماعی. سعی کردم به بقیه هم کمک کنم و در مدت کوتاهی چند ده‌هزار مخاطب پیدا کردم. در آن مدت، شاید هفته‌ای حداقل دو کتاب پزشکی، تغذیه و تناسب‌اندام را مطالعه می‌کردم. مزیت بزرگ من نسبت به بقیه دکترها این بود، که بدون هیچ پیش‌زمینه و جبهه‌گیری، مسائل را از صفر ببینم و یاد بگیرم.

یک سال گذشت. هر چه افرادی که از توصیه‌هایم، نتیجه می‌گرفتند بیشتر می‌شدند، افراد بیشتری درخواست مشاوره می‌کردند. از آنجایی که یک شغل تمام وقت برنامه‌نویسی داشتم، نمی‌توانستم به عده زیادی کمک کنم، تصمیم گرفتم فقط به کسانی که خودشان مربی بودند مشاوره خصوصی بدهم، اینطوری می‌توانستم با کمترین وقت تجربیات بیشتری منتقل کنم و تجربیات بیشتری بدست آورم.

عده زیادی از من خواستند نکاتی را که به آنها یاد داده بودم، به صورت یک کتاب منتشر کنم تا در اختیار دوستان و خانواده‌شان قرار دهند. کتاب «پایان افسانه کالری‌ها، دیگر زمین صاف نیست» را نوشتم و کم‌کم تصمیم گرفتم شغل اصلیم را به آموزش تغذیه تغییر دهم. مشاور تغذیه و مربی فدراسیون شدم و پس از چند سال «مدرسه فیتنس» را تاسیس کردم، تا علم تغذیه را علمی و به دور از باورهای نادرست، از صفر به زبان ساده به بقیه آموزش دهم.

یک قول

در اینجا دوست دارم یک جمله از کتاب «In defence of food» از مایکل پولین، را قرض بگیرم. «این کتاب، فقط به شما نخواهد گفت که چه‌کارهایی را انجام دهید، بلکه نوعی فکر کردن هوشمندانه‌تر را به شما می‌آموزد. این کتاب برای کسانی نوشته‌شده است که توانایی این را دارند که، طرزفکرهای اشتباه را دور بریزند و به دور از تعصب، طرزفکرها و ایده‌های مفید و عملی را جایگزین کنند. پس ذهن‌تان را برای جذب ایده‌های جدید، آزاد بگذارید».

مثال مهمانی در اول کتاب را به یاد آورید، اگر آماده نیستید دیدگاه‌های متناقض، اشتباه و منسوخ‌شده را دور بیندازید، این کتاب برای شما نیست و می‌توانید به همان توصیه «کمتر بخور و بیشتر ورزش کن» بچسبید و امیدوار باشید روزی به تناسب‌اندام دلخواه برسید.

دلیل نام گذاری کتاب هم همین موضوعٍ است. «زمین صاف نیست». این کتاب یک طرز فکر جدید است که دیدتان را کاملاً نسبت به بدنتان تغییر خواهد داد.

همین ابتدای کتاب بگذارید قولی به شما بدهم. با روزی یک ساعت، در ۵ روز آینده می‌توانید کل این کتاب را مطالعه کنید و قول می‌دهم بعد از خواندن این کتاب نه‌تنها در زمینه تغذیه دانش و حکمت‌تان بیشتر شود، بلکه فرد بسیار باهوش‌تری هم بشوید و بتوانید بهتر استدلال کنید و ساده‌لوحانه به بدن نگاه نکنید. با هم نحوه فکر کردن و استدلال کردن در مورد بدن را یاد خواهیم گرفت. قول می‌دهم همه‌ی شما بعد از خواندن این کتاب، به خود و دیگران بگویید که این بهترین و جذاب‌ترین کتابی بوده که تا حالا خوانده‌اید.

هدیه ویژه

بعد از خواندن این کتاب در آدرس تلگرامی t.me/mtcrsbot عضو شوید و چند ویدیو رایگان تکمیلی در مورد این کتاب را دانلود کنید

مهار قاتل زنجیره‌ای

شروع دادگاه برای کشف مجرم و تبرئهٔ متهم اشتباه

فرض کنید یک سلسله قتل‌های زنجیره‌ای کاملاً شبیه به هم صورت گرفته است. بر اساس شواهد احتمالی، یک نفر را به‌عنوان متهم و مظنون دستگیر کرده‌ایم و قرار است در دادگاهی محکومش کنیم تا از ادامه قتل‌های زنجیره‌ای جلوگیری شود. تمامی شواهد حاکی از آن است که تقریباً به‌طور قطع، قتل‌های زنجیره‌ای به‌دست این مظنون انجام شده است. اما ...

۱- حالا اگر فردای روز دستگیری این مظنون، یک قتل دیگر رخ دهد، چه؟ اگر پس‌فردا و روز بعدازآن هم قتل‌های دیگری اتفاق بیافتد و نه‌تنها قتل‌های زنجیره‌ای پایان نیابد، بلکه حتی تعدادشان افزایش پیدا کند، معنی ساده‌اش این است که فرد اشتباهی را به‌عنوان مظنون دستگیر کرده‌ایم. درحالی‌که ما خود را با تنبیه مظنون اشتباه مشغول کرده‌ایم، مجرم اصلی آزادانه‌تر به گرفتن جان قربانیان ادامه می‌دهد.

۲- حالا اگر، صد نفر پیدا شوند و شهادت دهند، که دقیقاً در زمان‌هایی که بعضی از قتل‌ها صورت گرفته‌اند، فردی که به‌عنوان مظنون دستگیر کرده‌ایم در جای دیگری حضور داشته و در محل حادثه نبوده، چه می‌شود؟ در این صورت با

یقین کامل می‌توانیم، مظنون را آزاد کنیم و تحقیقات را از اول شروع کنیم و این بار به دنبال مجرم واقعی بگردیم.

هدف اصلی ما این است که هرچه زودتر به این قتل‌های زنجیره‌ای پایان دهیم و قربانیان کمتری داشته باشیم. هدف به‌هیچ‌وجه این نیست که یک فردی را پیدا کنیم و او را مقصر بشناسیم و متهم کنیم و به مردم بگوییم ما کار خودمان را انجام داده‌ایم و متهمی را زندانی کردیم، درحالی‌که قتل‌ها همچنان ادامه دارند. این موضوع کاملاً بدیهی است، اما وقتی به موضوعات علمی می‌رسیم افراد در بسیاری اوقات آن‌قدر درگیر حدس‌های اولیه می‌شوند که این موضوع بدیهی را فراموش می‌کنند که هدف متوقف کردن ضرر است، نه مقصر شناختن چیزی و از سرخود باز کردن موضوع.

خطرناک‌ترین قاتل زنجیره‌ای تاریخ بشریت

چاقی، اضافه‌وزن و بیماری‌های همراه آن‌ها، همان قتل‌هایی هستند که اتفاق می‌افتند. فرض کنید ادعا داریم، متهم اصلی چاقی و بیماری‌های همراه آن‌ها را کشف کرده‌ایم (و دلیلش هم زیاد خوردن، و کم‌تحرکی و مصرف زیاد چربی‌ها و غیره است) و با تلاش فراوان از آن‌ها جلوگیری می‌کنیم، ولی هر روز پدیده چاقی بیشتر و بیشتر می‌شود و هر روز قربانیان جدیدی می‌گیرد، در حدی که به پرشتاب‌ترین اپیدمی سلامت در سی سال گذشته تبدیل‌شده است. معنی‌اش واضح است نه؟ معنی ساده‌اش این است که در تمام این سال‌ها مظنون اشتباهی را دستگیر کرده‌ایم و مجرم اصلی با آزادی بسیار بیشتر در حال گرفتن جان قربانیان است. وقت آن است تحقیقات را از اول شروع کنیم و دوباره هوشمندانه‌تر نگاهی به تمام سرنخ‌ها بیندازیم. قرار است باهوش باشیم، هوشمندانه و عمیق نگاه کنیم.

تبرئه کردن مظنونی اشتباه

در ادامه کتاب خواهید دید، که توصیه‌ی «برای رسیدن به تناسب‌اندام، کالری کمتری بخور، تحرک بیشتر داشته باش و کالری بیشتری بسوزان» یکی از اشتباه‌ترین تفکرات رایج است و اضافه‌وزن، زیاد ربطی به میزان خوردن شما ندارد.

مردم امروزه، بسیار بیشتر از گذشته دانش دارند. شاید ۲۰۰ سال قبل حتی دانشمندان نمی‌دانستند که چه هورمون‌ها و آنزیم‌هایی در بدن وجود دارند، چه برسد به مردم عادی. اما امروزه سخت است کسی را پیدا کنید که نداند ویتامین و هورمون چیست یا وظیفه انسولین در بدن چیست، علت دیابت چیست و غیره.

میزان مصرف چربی‌ها در ۳۰ سال گذشته از متوسط ۴۵ درصد در دنیا به کمتر از ۳۲ درصد در سال ۲۰۱۴ رسیده است.

اکثر مواد غذایی موجود در مغازه‌ها و تبلیغات، بسیار کم‌کالری‌تر از ۱۰ سال قبل شده‌اند. مثل نوشیدنی‌های صفر کالری.

اکثر مواد غذایی مصرفی مردم به‌صورت کم‌چربی و کم‌کالری عرضه می‌شوند. سال قبل در فروشگاه‌های زنجیره‌ای وال‌مارت در آمریکا، از ۳۵ نوع ماستی که فروخته می‌شد تنها یک ماست پرچرب وجود داشت.

امروزه مردم به سلامتی خود توجه بیشتری دارند و فعالانه تلاش می‌کنند تا تناسب‌اندام خود را تا جای ممکن حفظ کنند. معمولاً کم پیش می‌آید در جمع مهمانی‌ای سر میز غذا بنشینید و در مورد رژیم و سلامت غذاها و آخرین توصیه‌های لاغری صحبت نشود.

مردم بیشتر از همیشه از قرص‌های ویتامین و موادمعدنی و مکمل‌های غذایی، قرص‌های امگا ۳، انواع و اقسام دمنوش‌ها استفاده می‌کنند. مردم به‌وضوح در حال تلاش شدید برای رسیدن به زندگی سالم‌تر هستند و سعی می‌کنند نکاتی که به آن‌ها گفته‌شده، را به کار بگیرند. اما... !

اما هرچه مردم بیشتر به این توصیه‌ها عمل می‌کنند، وضعیت سلامت و چاقی با سرعت بسیار بیشتری وخیم‌تر می‌شود. چاقی، بیماری قلبی، دیابت، آلزایمر، کبدچرب و انواع بیماری‌های مرتبط با هم، با سرعت سرسام‌آوری در حال رشد هستند.

به‌عنوان مثال، به ما گفته شده که خوردن زیاد چربی دلیل اصلی بیماری عروقی است. در طی ۳۰ سال گذشته مصرف چربی را کاهش داده‌ایم ولی بیماری قلبی نه‌تنها کم نشده بلکه چندین برابر شده. اگر سی سال گذشته را یک آزمایش برای این نظریه‌ها، در یک جامع آماری به وسعت کل دنیا، در نظر بگیریم، آزمایش ما

با یک شکست قاطع مواجه شده و باید دنبال نظریه جدید باشیم. این کتاب همان نظریه جدیدی است که باید جایگزین ایده‌های قدیمی شود. دیگر زمین صاف نیست.

درست مانند مثال دستگیری مظنون اشتباه، منطقاً باید قبول کنیم که توصیه‌های رایج مشکل دارند. باید برگردیم و نظریه‌های درست‌تری را جایگزین کنیم. دلیل اینکه چرا مردم با وجود تلاش بیشتر نتیجه‌ی کمتری می‌گیرند، در آخر کتاب برایتان روشن خواهد شد. نکاتی که اکثر مردم در مورد سلامت می‌دانند و در جهت آن راهکارها تلاش می‌کنند، کاملاً اشتباه است. مظنونی که مردم قصد مهار کردنش را دارند به‌هیچ‌وجه مجرم اصلی نیست. مجرم اصلی آزادانه به کار خود ادامه می‌دهد.

تبرئه کردن مظنون اشتباه، قسمت دوم

حالا فرض کنید، افرادی را پیدا کنیم که شهادت دهند که در زمان‌های وقوع قتل‌ها، مظنون ما به‌هیچ‌وجه در محل حادثه حضور نداشته. در این صورت واقعاً لازم است که مظنون اشتباه را آزاد کنیم و کار را به یک کاراگاه باهوش‌تر بسپاریم تا با دقت بیشتری سرنخ‌ها را از ابتدا بررسی کند و به دنبال مجرم اصلی بگردد.

روال این کتاب این‌گونه خواهد بود، که دقیقاً مانند یک کاراگاه باهوش، ابتدا به بررسی تک‌تک سرنخ‌ها می‌پردازیم، بسیاری از معماها و تناقض‌های موجود در باورهای عموم در مورد سلامت و تناسب‌اندام را بررسی می‌کنیم و تکه‌های پازل را کنار هم قرار می‌دهیم. در آخر بعد از حل شدن معماها، مظنون‌هایی که تا به حال به‌اشتباه مجرم شناخته می‌شدند را آزاد می‌کنیم و قدم‌به‌قدم به دنبال مجرم اصلی می‌گردیم و در فصل‌های آخر دید کاملاً شفافی در مورد اینکه چرا چاق می‌شویم خواهید داشت.

شما قاضی این دادگاه مهم هستید. با این تفاوت که قربانی هم خود شما هستید. هر حکمی که صادر کنید و هر چیزی که به‌عنوان باورهایتان قبول کنید تأثیر مستقیم بر روی سلامت و تناسب‌اندام شخص خودتان دارد.

ابتدا به بررسی تعداد زیادی مثال می‌پردازیم که چاقی وجود داشته است، اما هیچ‌یک از عواملی که آن‌ها را مظنون چاقی می‌دانیم درصحنه جرم، حضور نداشته‌اند.

ثروتمندان بیشتر می‌خورند ولی کمتر چاق می‌شوند

سر نخ اول: به نظر شما چاقی در بین ثروتمندان بیشتر است یا در بین فقرای یک جامعه؟ ثروتمندانی که یخچال‌هایشان پر است از انواع اقسام مواد خوراک، بیشتر پای تبلت و کامپیوتر هستند و زندگی ساکن‌تری دارند و گاهی حتی کارهای نظافتی منزل را خودشان انجام نمی‌دهند، یا قشر کم‌توان‌تر جامعه که تحرک و تلاش بیشتری دارند و کمتر وقت می‌کنند پای کامپیوتر و تبلت بنشینند، معمولاً شغل‌هایشان طوری است که تحرک و تلاش بیشتری لازم دارد و معمولاً غذایی که می‌توانند بخورند کمتر از غذایی است که ثروتمندان می‌خورند، کمتر به فست‌فودها می‌روند و کمتر از غذاهای آماده استفاده می‌کنند؟ آمار نشان می‌دهد که نرخ چاقی در بین افراد در آمریکا با قدرت اقتصادی متوسط به پایین و فقیرتر جامعه، سه و نیم برابر نرخ چاقی در بین افراد با قدرت اقتصادی بالاتر است.

معمای اول این است: اگر زیاد خوردن و کم‌تحرکی دلیل اصلی چاقی است، چرا ثروتمندان که «مقدار بیشتری غذا می‌خورند» و طبق آمار کالری بیشتری مصرف می‌کنند و زندگی به‌مراتب ساکن‌تری دارند، کمتر چاق می‌شوند؟ فکر کنید.

سرنخ دوم: تناقض قحطی و چاقی

حدود ۱۰ سال پیش «ماریان ناسال» محقق ارشد NYU در گزارشی دلیل چاقی را «افزایش رفاه» مردم دانست. همان چیزی که «کارل براون» محقق دانشگاه «ییل»، آن را قرار گرفتن در «محیط چاق پرور» نامید. به این معنی که دلیل چاق شدن مردم، قرار گرفتن آن‌ها در محیطی است که فست‌فودها و رستوران‌ها وجود دارند، غذا به‌راحتی به دست می‌آید و می‌توانند غذای بیشتری را بخورند. باور عمومی مردم دنیا هم در سالیان گذشته این بوده که، «اگر زیاد بخوریم و کم فعالیت کنیم، چاق می‌شویم، پس اگر کمتر بخوریم و بیشتر فعالیت کنیم، لاغر می‌شویم»

اما برای توضیح عمیق‌تر دلایل چاق شدن می‌خواهم دست بگذارم روی جوامع و دوره‌هایی که در آن‌ها، هم مردم کم می‌خوردند، هم فعالیت داشتند، و تبلت و تلفن همراه و زندگی مدرن و ساکنی نداشتند، هیچ فست‌فود و رستورانی هم وجود نداشت،

پایان افسانه کالری‌ها – فصل دوم

ولی باز هم چاق بودند. دست بگذاریم روی جاهایی که پدیده چاقی به‌شدت وجود داشت ولی به‌هیچ وجه مظنون ما در آنجا حضور نداشته است. شاید دلیل اصلی‌تری برای چاقی پیدا کنیم.

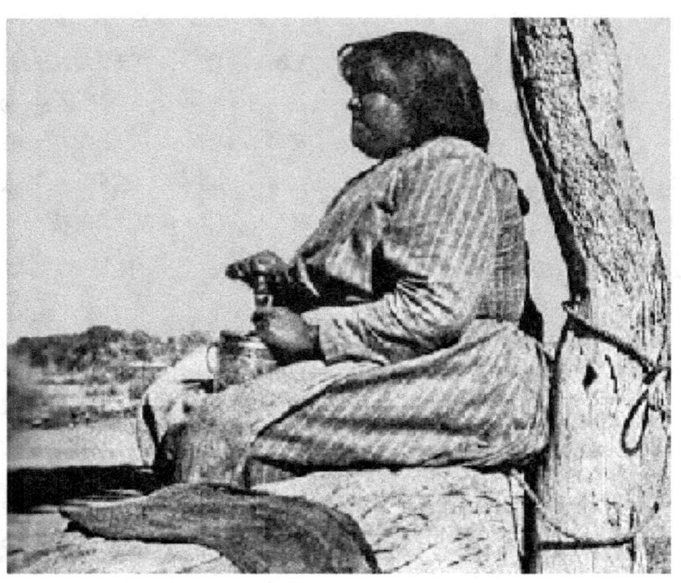

عکس بالا را فرانک راسل، متخصص تغذیه از دانشگاه هاروارد که روی چاقی تحقیق می‌کرده، در سال ۱۹۰۱ گرفته است و معروف است به عکس «لویزای چاق». قبیله «پیما» در سال‌های ۱۸۵۰ یک قبیله بسیار ثروتمند بودند در حدی که به کشورهای همسایه غذا می‌فروختند. به گزارش «جان گریفن، یک پزشک ایتالیایی در سال‌های ۱۸۵۰» این قبیله یکی از خوش‌اندام‌ترین قبایل جنوب آمریکا بودند. اما تب کشف طلا در کالیفرنیا باعث شد، این قبیله مورد تاخت‌وتاز جستجوگران طلا قرار بگیرد و وارد دوران فقر و قحطی شود. این شروع تبدیل شدن «پیما» به یک قبیله بسیار چاق بود. بر اساس گزارش «دکتر هردلیچکا» آن‌ها حتی حدود ۱۰۰۰ کالری کمتر از چیزی که امروزه تعداد کالری‌های موردنیاز روزانه بدن پنداشته می‌شود، می‌خوردند.

از طرفی فعالیت کم آن‌ها دلیل چاق شدنشان نبود. چون در دوران قحطی با حقوق بسیار پایین مجبور به کار سخت، در زمین‌های کشاورزی و معادن بودند و سخت‌تر از ۳۰ سال قبل که در ناز و نعمت بودند زندگی می‌کردند.

اگر فعالیت بیشتر، و خوردن کمتر راز لاغری بود، این قبیله باید در لاغرترین وضعیتِ قرار می‌گرفت، درصورتی‌که چنین نبود و برعکس مدام چاق‌تر می‌شدند. احتمالاً موضوع مهم‌تری مطرح باشد! این همان موضوعی است که باعث می‌شود افراد خیلی زیادی برای خلاص شدن از شر چربی‌های اضافه خود ورزش کنند و کمتر بخورند، اما به‌ندرت به نتیجه‌ی پایداری می‌شود.

آن‌هایی که کمتر می‌خورند ولی چاق‌تر می‌شوند

مثال دیگر. قبیله «سو» قبیله‌ی بسیار فقیری در جنوب آمریکا بود، که در بسیاری از روزها تنها غذایی که می‌توانستند بخورند نان و قهوه بود. آن‌ها حتی از ساده‌ترین امکانات رفاهی، مانند لوله‌کشی بی‌بهره بودند و برای ساده‌ترین مسائل زندگی باید تلاش زیادی می‌کردند. اما به گزارش «دکتر هردلیچکا که برای کمک به این قبیله عازم شده بود»، مردم به‌شدت چاق و به‌شدت دچار سوءتغذیه ناشی از کمبود ویتامین و پروتئین بودند. ۴۰ درصد زنان، ۲۵ درصد مردان و ۱۰ درصد از کودکان «به‌شدت» چاق بودند. این در حالی است که ۲۰ درصد زنان، ۲۵ درصد مردان و ۱۵ درصد کودکان «به‌شدت» لاغر و دچار سوءتغذیه بودند. الگوی چاقی و سو تغذیه، (که امروزه، به‌صورت چاقی و بیماری‌های مرتبط با آن وجود دارد) الگویی است که همواره وجود داشته و تکرار شده و سر نخ بسیار مهمی است.

مثال دیگر! ناپلی در سال ۱۹۵۱. به گزارش دکتر «آنسل کیز»: مردم به‌شدت فقیر بودند و مجبور بودند خودشان را با نان سیر کنند، بااینکه بیشتر غذایشان را پاستا تشکیل می‌داد، بااین‌حال پاستا را هم با نان می‌خوردند و فقط هفته‌ای یک وعدهٔ می‌توانستند گوشت بخورند. ناپلی در آن دوران آن‌قدر فقیر و جنگ‌زده بود که گاهاً مجبور می‌شدند، زن‌هایشان را در ازای پول به رهگذران و سربازان بفروشند. اما قشر کارگر ناپلی کاملا چاق بودند.

گزارش‌ها نشان می‌دهد در سال ۱۹۵۱ مردم کشور ایتالیا و یونان کمترین میزان

مصرف کالری را در اروپا داشتند (چیزی حدود ۲۴۰۰ کالری، و در همان موقع در دیگر کشورها متوسط کالری بیش از ۳۰۰۰ کالری بود) قشر کارگر به‌شدت چاق بودند، اما قشر ثروتمند نه.

در رابطه با تناقض فقر، قحطی و چاقی صدها مثال می‌توان ارائه کرد. برای مثال‌های بیشتر می‌توانید به لینک madresefitness.ir/acbook مراجعه کنید و جزوه الکترونیکی مکمل این کتاب را دانلود کنید.

اگر زیاد خوردن و کم‌تحرکی و زندگی مدرن، دلایل اصلی چاق شدن هستند! ما در اینجا مثال‌های زیادی داریم که متهم به‌هیچ‌وجه حضور نداشته اما هنوز چاقی به‌شدت وجود داشته است. امروزه اکثر متخصصان تقصیر را به گردن تنبلی مردم و ناتوانی مردم در کنترل میزان خوردنشان می‌اندازند، اما اگر به تحقیقات دورانی نگاه کنیم که مردم نه‌تنها تنبل و پرخور نبودند، بلکه برعکس، ولی بااین‌حال به‌شدت چاق بودند، می‌بینید که همیشه چاقی یک بیماری سو تغذیه بوده است.

در این مثال‌ها افرادِ را داریم که کم می‌خورند و زیاد تحرک دارند ولی باااین‌حال چاق می‌شوند. این دقیقاً مشکل افراد چاقی است که سعی می‌کنند با کم خوردن و سوزاندن انرژی بیشتر لاغر شوند، اما در تلاششان ناکام می‌مانند.

مادران خودخواه یا نظریه‌ای اشتباه

به مثال دیگری که دکتر «بنیامین کابالری» از دانشگاه جان هاپکینز نقل می‌کند توجه کنید. او این خاطرات را زمانی‌که در حدود سال‌های ۲۰۰۰ در مناطق فقیرنشین سائوپائولوی برزیل مشغول خدمت به خانواده‌های دچار سوءتغذیه، بود، نقل می‌کند. «بچه‌های این خانواده‌های فقیر به‌شدت دچار سوءتغذیه هستند، زندگی‌شان بسیار ترحم‌انگیز است. اما برای ما تعجب‌آورتر این است که اکثر مراجعین ما مادرانی هستند که کودکان‌شان دچار سوءتغذیه و ضعیف و بیمار هستند، اما خودشان اضافه‌وزن دارند. اگر قبول کنیم، این مادران واقعا نگران کودکانشان هستند و آن‌ها

را برای درمان سوءتغذیه به درمانگاه می‌آورند، ولی از طرفی حاضرند به کودکانشان غذا نرسد، اما خودشان در خوردن آن‌قدر زیاده‌روی کنند و بیش از نیازشان بخورند که حتی چاق شوند، با یک تناقض آشکار فلسفی روبرو می‌شویم». منطق می‌گوید که مادران هرگز چنین کاری نمی‌کنند، از طرفی گفته‌شده که چاقی به دلیل خوردن بیش از نیاز است. منطقاً یکی از این دو گزینه را باید نگه داریم و دیگری را دور بریزیم و به دنبال نظریه بهتری بگردیم.

نوابغ چگونه فکر می‌کنند؟

در این کتاب به‌وفور به موارد استثنا توجه خواهیم کرد. دلیلش این است که نوابغ، فقط به استثناها اهمیت می‌دهند. دامی که اکثر مردم (و محققان) در آن گرفتار می‌شوند این است که به‌محض اینکه فکر می‌کنند جواب سؤالی را فهمیده‌اند، در توجه به بقیه نکات غفلت می‌کنند. طرز فکر رایج مردم این است که، اگر نظریه و ایده‌هایشان بتواند دلیلی برای اکثر مشاهداتشان ارائه کند آن نظریه و فکر را به‌عنوان یک باور قبول می‌کنند و قدم‌های بعدی را در ادامه آن باور برمی‌دارند و موضوعاتی که توضیحی برایشان ندارند را به‌حساب «استثنا»های نظریه‌شان قرار می‌دهند.

اما نوابغ برعکس بقیه، به استثناها دقت می‌کنند. نوابغ همواره در جستجوی پیدا کردن حالت‌هایی هستند که نظریه کنونی جوابی برایش ندارد و سعی می‌کنند نظریه‌های قوی‌تری ارائه کنند تا بتواند تمام حالت‌ها را پوشش دهد و این نظریه‌های قوی‌تر هستند که منجر به کشف کلید اصلی معما می‌شوند.

زندگی زیر دکل برق فشارقوی

برای درک اهمیت استثناها، مثالی را از کتاب فوق‌العاده آموزنده «Voodoo Science» نقل کنم. محققان تحقیقاتی را بر روی اثر دکل‌های برق فشارقوی بر ساکنان اطراف این دکل‌ها انجام دادند و آمار نشان داد که میزان سرطان در بین ساکنان اطراف دکل‌های فشارقوی برق، حدود دو برابر میزان متوسط در جامعه است. همچنین میزان ابتلا به بیماری‌های قلبی در بین این افراد، ۱٫۵ برابر متوسط جامعه است. این موضوع تیتر بزرگی در روزنامه‌ها شد و قرار شد چاره‌ای برای

این موضوع اندیشیده شود. بسیاری از افراد و حتی محققان با دیدن این آمار قانع می‌شوند که زندگی در کنار دکل‌های فشارقوی برق چقدر برای سلامت مضر است. این تحقیق در چندین شهر انجام شد و نتایج همگی مشابه بودند.

اما فرد باهوش‌تری به تحقیق روی این موضوع مشغول شد و سعی کرد به استثناها فکر کند. او به مهندس‌های برقی که مسئول نگهداری از دکل‌ها بودند و همیشه در فاصله بسیار نزدیکی به دکل‌ها کار می‌کردند، توجه کرد. میزان بیماری قلبی و سرطان در بین این مهندسان حتی کمتر از میزان متوسط در جامعه بود.

مردم وقتی با چنین خبرهای ضد و نقیضی مواجه می‌شوند به خود می‌گویند که «علم هم هرروز تغییر می‌کند و دانشمندان هم نمی‌دانند کدام درست است». کلید تناقض بالا این بود که دکل‌های برق فشارقوی هیچ تأثیری روی ایجاد سرطان و بیماری قلبی ندارند. فقط اینکه معمولاً دکل‌های فشارقوی در حومه شهر و مناطق فقیرنشین جامعه قرار دارند. در مناطق فقیرنشین، مردم اهمیت کمتری به‌سلامت می‌دهند، امکانات بهداشتی کمتری دارند، تغذیه ضعیف‌تری دارند و این چیزها دست‌به‌دست هم می‌دهند تا نرخ بیماری‌ها در بین این افراد بیشتر شود. اما مهندس‌های برق بااینکه به‌شدت نزدیک به دکل‌ها کار می‌کردند، اما درامدهای بالایی داشتند، تحصیلات و اطلاعات بیشتری داشتند و بیشتر به‌سلامت خود توجه داشتند و نرخ بیماری در آن‌ها کم بود. صرفاً توجه به یک مورد استثنا که شاید کمتر از حتی نیم درصد جامعه آماری را تشکیل می‌داد، باعث شد کلید معما به‌درستی کشف شود.

قو مشکی

این مدل فکر کردن و توجه کردن به استثناها را آقای «نسیم نیکولاس طالب» تفکر «قو مشکی» می‌نامد. آقای نسیم طالب که یک محقق فوق‌العاده برجسته در حوزه منطق و تحلیل آماری است در کتابِ استثنایی و بی‌نظیر خود به نام «The Black Swan»، که مطالعه آن را شدیداً توصیه می‌کنم، توضیح می‌دهد که اگر نظریه‌ای داشته باشیم که بگوید «تمام قوها سفید هستند» اما دسته‌ای قو پیدا کنیم که مشکی هستند (درواقع در جنوب استرالیا قوهایی داریم که مشکی هستند)، عموم

مردم آن را جز استثناها قرار می‌دهند و زحمت تغییر نظریه را به خود نمی‌دهند، عده دیگری به‌جای اینکه نظریه اشتباه را تغییر دهند، سعی می‌کنند ثابت کنند، آن قوهای جدیدی که پیداکرده‌ایم اصلاً قو نیستند و با تمام قوا برای حفظ نظریه‌های قبلی خود، با واقعیت می‌جنگند. اما برخورد درست این است که نظریه را دور بیندازیم و تعریف بهتری ارائه کنیم، این شیوه تفکر نوابغ است. افراد باهوش از نقض شدن نظریات قبلی هراسی ندارند و همواره به دنبال تفسیرهای قوی‌تری هستند. همیشه افرادی با این طرز فکر هستند که راه‌حل‌های کلیدی را کشف می‌کنند. به همین دلیل در این کتاب به بررسی مواردی می‌پردازیم که با نظریه‌ی «کمتر بخور، بیشتر تحرک داشته باش تا لاغر شوی» قابل توجیه نیستند و به‌جای اینکه آن‌ها را به‌عنوان استثنا دسته‌بندی کنیم و نادیده بگیریم و خودمان را خلاص کنیم، سعی می‌کنیم راه‌حل اصلی و قاطعی برای اضافه‌وزن، کشف کنیم.

درسی از کودکانی که چاق به دنیا می‌آیند

معمای بعدی کودکانی هستند که در سن کمتر از ۶ ماهگی دارای اضافه‌وزن هستند. یا حتی در طی ۳۰-۴۰ سال گذشته ما شاهد نوزادانی هستیم که در بدو تولد با وزن و درصد چربی بیش از استاندارد به دنیا می‌آیند. می‌توانیم این فرض را داشته باشیم که بچه‌ها به‌طور غریزی خودشان هر وقت سیر شدند دست از خوردن می‌کشند. به‌وضوح نمی‌توان دلیل چاق شدن این کودکان ۶ ماهه را کم‌تحرکی یا خوردن زیاد دانست. برای حل مشکل نمی‌توان به کودک ۶ ماهه توصیه کرد که بیشتر تحرک داشته باشد و کمتر بخورد. پس لازم است توضیحی که برای دلیل چاق شدن ارائه می‌دهیم، بتواند روند رو به رشد چاق شدن این کودکان چندماهه را هم توجیه کند. این معما نشان می‌دهد چاق شدن باید به «وضعیت درونی بدن» ارتباط داشته باشد و نه به میزان خوردن و تحرک. درست است؟ این تکه‌های پازل را در ذهن نگه‌دارید تا کم‌کم با کنار هم قرار دادنشان به تصویری کاملاً شفاف از دلیل چاق شدن و راه‌حل رسیدن به تناسب‌اندام پایدار برسیم.

چرا دکترهای چاقی را داریم که هم باور داریم «متخصص کارکرد بدن هستند»، هم افراد با اراده‌ای هستند با رتبه‌های بالا در کنکور، هم واقعا می‌خواهند وزن کم

کنند؟ اگر این دکترهای با اراده‌تر، پرتلاش‌تر و باهوش‌تر و پول‌دارتر از متوسط جامعه با علمی بسیار بیشتر از متوسط جامعه در مورد بدن، دقیقا مانند بقیه افراد با چاقی دست و پنجه نرم می‌کنند، معنی‌اش یک چیز است: اگر توصیه‌ای جواب نمی‌دهد، بدیهتا توصیه غلط است و اگر توصیه‌ای غلط است، احتمالا درک ما از عمق و جزئیات صورت مسئله مشکلی ریشه‌ای دارد.

معمای کوله پشتی بیست کیلویی

فرض کنید با دوستی که حتی با اراده‌تر از ما است و حتی از لحاظ بدنی سرحال‌تر قرار پیاده‌روی و تفریح و خرید می‌گذاریم. با دوستمان بیرون می‌رویم با این تفاوت که ما تمام روز دست‌خالی هستیم ولی یک کوله پشتی ده یا بیست کیلویی به دوستمان می‌دهیم که حمل کند. کل روز هر جا که می‌رویم دوستمان مجبور است آن کوله‌پشتی را حمل کند، در هنگام راه‌رفتن، در هنگام بالا رفتن از پله‌ها.

عصر که به خانه برمی‌گردیم، ما مشغول کارهای روزانه می‌شویم، اما دوستمان از شدت خستگی و بی‌حالی جلوی تلویزیون ولو می‌شود و از شدت گرسنگی هم عصبی می‌شود و هم آماده است هرچیزی که جلویش هست را بخورد.

نظرتان چیست اگر به دوستمان بگوییم: «ای بابا تو هم چقدر تنبلی، همش ولو می‌شی، پاشو یکم فعال باش، خیلی داغون و بی‌اراده‌ای، منو نگاه، منم اندازه تو راه رفتم ولی اومدم خونه باز دارم کار می‌کنم ولی تو ولو شدی جلوی تلویزیون که چی بشه، بیشتر از منم که می‌خوری، دو ساعتم که بیشتر از من می‌خوابی، این چه وضعیه تو داری» .... عادلانه است؟

مسلما عادلانه نیست، ولی آیا یک فرد با ده یا بیست کیلو اضافه وزن، همان دوست لاغر با یک کوله‌پشتی سنگین ده بیست کیلویی نیست؟

آیا چاق‌ها انرژی کمتری می‌سوزانند؟ یا برخلاف باور مردم انرژی خیلی بیشتری از بقیه مصرف می‌کنند؟ آیا مشکل افراد چاق انرژی نسوزاندن است یا «کاملا برعکس»؟ اگر یک وزنه ده کیلویی رو بلند کنیم ۲۰ متر حمل کنیم و به زمین بگذاریم و استراحت کنیم و همین را ده بار تکرار کنیم، ورزش نیست؟ آیا چاق‌هایی که کل روز وزنه‌ی اضافه‌ای را حمل می‌کنند ورزشکار نیستند؟

قانون توازن انرژی
قانونی درست، تعبیری نادرست

افسانه‌ای قدیمی

یکی از قوانین بدیهی در دنیا این است که اگر انرژی ذخیره‌شده درجایی افزایش پیدا کند یعنی انرژی واردشده به آن بیش از انرژی خارج‌شده از آن است. پس اگر مقدار زیادی انرژی به‌صورت چربی در بدن شما ذخیره‌شده، یعنی مقداری بیش از آنچه بدنتان نیاز داشته خورده‌اید و کمتر از چیزی که باید می‌سوزاندید انرژی مصرف کرده‌اید، پس راه‌حل نهایی لاغری این است که کمتر بخورید و بیشتر فعالیت داشته باشید و درنهایت بعد از این تلاش‌ها خواهید توانست به‌تناسب اندام برسید. به عبارتی همیشه گفته شده که، مشکل اضافه‌وزن به دلیل یک ناتوازنی در انرژی ورودی به بدن و صرف این انرژی است.

بدیهی است نه؟ زمانی مسطح بودن زمین هم امری بدیهی و غیرقابل‌انکار بود تا وقتی‌که علم به حدی رسید که توانست آن را انکار کند.

کاش لاغری به همین راحتی بود. اما اگر قرار بود من هم شما را نصیحت کنم

که بیشتر ورزش کنید و کمتر بخورید و شام سبک بخورید و از این حرف‌ها، هرگز به خودم زحمت نوشتن این کتاب را نمی‌دادم.

زمانی که هنوز جوابی نداشتیم

۴۰-۵۰ سال پیش وقتی روند چاقی به‌شدت شروع به رشد کرد، این سؤال مطرح شد که «چرا چاق می‌شویم؟». مردم از محققان و متخصصان انتظار داشتند جوابی برای این سؤال ارائه کنند. با اینکه هنوز جواب درست و علمی برای آن وجود نداشت، اما آنچه بدیهی به نظر می‌رسید، آن بود که مردم احتمالاً بیشتر از حد نیاز می‌خورند پس توصیه شد که، بهتر است انرژی بیشتری بسوزانند و کمتر غذا بخورند. از طرفی چون هر گرم چربی ۹ کالری دارد، درحالی‌که هر گرم کربوهیدرات (مواد قندی و نشاسته‌ای) ۴ کالری دارد و هر گرم پروتئین نیز ۴ کالری دارد، پس به مردم توصیه شد که بهتر است مصرف چربی را کم کنند تا انرژی کمتری وارد بدن شود. این موضوع آن‌قدر بدیهی به نظر می‌رسید که کسی آن را به چالش نمی‌کشید، همه فکر می‌کردند جواب را پیداکرده‌اند. حالا این وظیفه مردم است که با اراده خود این توصیه را در زندگی پیاده کنند.

از طرفی چون گمان می‌شد که مصرف زیاد چربی باعث بیماری قلبی می‌شود، پس تأکید بیشتری می‌شد که مصرف چربی را کم کنید و در عوض مصرف مواد کربوهیدراتی را افزایش دهید و در کل کمتر بخورید. اما بعد از سال‌ها با پیشرفت علم می‌دانیم که این توصیه‌های بالا کاملاً اشتباه بوده‌اند. به جرئت می‌توان گفت، بیش از نود درصد باورهای تغذیه‌ای مردم بر این دو نکته پایه‌گذاری شده‌اند و همگی دارای ریشه‌ای اشتباه هستند.

وقتی مردم و محققان گمان کردند راه‌حل مشکل چاقی را می‌دانند، تمام نکات دیگر را نادیده گرفتند. هر چیزی که قابل توجیه نبود را به عنوان استثنا دسته‌بندی کردند یا به گردن ژنتیک انداختند. اکنون وقتش است که تمام نکاتی که سال‌ها نادیده گرفته‌شده‌اند را دوباره کنار هم قرار دهیم و با کمک علم کنونی، رازهایی را کشف کنیم.

دیگر زمین صاف نیست

مردم تا قرن‌ها تصور می‌کردند که زمین کاملاً مسطح است و خورشید به دور زمین می‌گردد، این نکته کاملاً بدیهی بود، هر جا را نگاه می‌کردید شواهد نشان می‌داد که زمین صاف است. همه مردم به چشم می‌دیدند که خورشید هرروز از سمت شرق بیرون می‌آید و از غرب پایین می‌رود. نکته‌ای بدیهی‌تر و واضح‌تر از این نبود و هیچ نیازی به توجیه علمی نداشت. اما بعدها که بشر علم بیشتری به دست آورد و توانست احتمالات دیگری هم در ذهن جای دهد و توجیه‌های بهتری برای این پدیده پیدا کند. کشف شد که زمین صاف نیست، و برعکس شواهد، این زمین است که به دور خوشید می‌گردد.

هنوز هم خورشید از شرق طلوع می‌کند و در غرب غروب می‌کند، مشاهدات ما عوض نشده. آن چیزی که تغییر کرده «تفسیر» و «تعبیر» ما است.

خیلی از موضوعات و اصول، آن‌قدر بدیهی به نظر می‌رسیدند، در حدی که مردم هیچ احتمال دیگری را نمی‌توانستند تصور کنند. هر توضیح دیگری که ارائه می‌شد باید مطابق با این اصول می‌بود، اما امروزه که علمِ پیشرفت کرده، تعابیر قدیمی بسیاری از مشاهدات نه‌تنها درست نیستند، بلکه کاملاً خنده‌دار هستند.

بگذارید کاملاً رک بگویم، ۱۰ سال بعد مردم احتمالاً به ساده‌لوحانه بودن برخی از اصول امروزی که مردم آن‌ها را غیرقابل‌انکار می‌پندارند، خواهند خندید. یکی از این موضوعات، تعبیر نادرست رایج از قانون توازن انرژی در تغذیه است.

دید درست نسبت به قانون توازن انرژی

توصیه‌ی اشتباه «با کمتر خوردن و انرژی بیشتر سوزاندن، می‌توانیم لاغر شویم» از یک قانون فیزیک به وجود آمده. قانون پایستگی انرژی یا قانون توازن انرژی!!!

قانون توازن انرژی می‌گوید:

(کالری‌هایی که ذخیره می‌شوند) برابر است با (کالری‌هایی که می‌خوریم) منهای (کالری‌هایی که می‌سوزانیم).

این یک معادله ریاضی است که تا سال‌ها پیش این‌گونه تعبیر می‌شد که هرچقدر کالری بخوریم و نسوزانیم، مقدار اضافه در بدن به‌صورت چربی ذخیره می‌شود. «پس» برای کم کردن از میزان چربی‌های ذخیره‌شده، باید کالری‌های بیشتری بسوزانیم و کالری‌های کمتری بخوریم.

این‌یک قانون غیرقابل‌نقض در دنیا است. اما نکته مهم، درک این موضوع است که این قانون صرفاً برابری و توازن بین چند عدد را نشان می‌دهد و به‌هیچ‌وجه یک معادله‌ی جهت‌دار نیست. این معادله چیزی در مورد اینکه کدام طرف معادله علت و کدام طرف نتیجه است نمی‌گوید و توضیحی در مورد دلیل بیولوژیکی تجمع چربی اضافه در بدن نمی‌دهد. آیا می‌توانیم همین معادله توازن انرژی را به روشی دیگر تعبیر کنیم؟

معمای شماره چهار: فقط روزی ۳ گرم چربی

طبق تفسیر رایج از قانون انرژی، راه‌حل حفظ تناسب‌اندام این است که بتوانیم به‌صورت دقیق تعداد کالری‌هایی که می‌خوریم را با تعداد کالری‌هایی که در طی روز می‌سوزانیم تنظیم کنیم.

می‌دانیم که هر کیلو چربی اضافه‌ای که در بدن ذخیره می‌شود معادل ۸۰۰۰ کالری انرژی است. اگر در ۲۰ سالگی در بهترین حالت تناسب‌اندام خود قرار داشته باشید و هرروز فقط ۲۷ کالری چربی اضافه‌تر از چیزی که می‌سوزانید بخورید (چیزی در حد فقط ۳ گرم چربی بیشتر)، در ۴۰ سالگی ۲۵ کیلو اضافه‌وزن خواهید داشت. هر فرد به‌طور متوسط در روز ۲۷۰۰ کالری می‌خورد، و ۲۷ کالری فقط ۱ درصد از مقدار کل خوراک روزانه‌تان است. پس طبق توصیه رایج اگر شما حتی با دقت ۹۹ درصد بتوانید هرروز کالری‌های غذاهایتان را با کالری‌های سوزانده شده تنظیم کنید، باز در طی ۲۰ سال چیزی حدود ۲۵ کیلو اضافه‌وزن پیدا خواهید کرد. فقط در مدرن‌ترین آزمایشگاه‌ها قادر خواهید بود تعداد کالری‌های غذاهایتان را با این دقت بشمارید. حتی بااین‌حال هم نمی‌توانید این توازن رو برقرار کنید چون هرگز تعداد کالری‌هایی که می‌سوزانید را نمی‌دانید. این یعنی افرادی که سعی می‌کنند توازن انرژی خود را حفظ کنند همیشه یک بازنده و محکوم‌به شکست خواهند بود.

تلاشی ابدی و ناامیدکننده

پس اگر نمی‌توان کالری‌ها را به‌صورت روزانه تنظیم کرد، راه‌حل دیگر این است که هرروز بدون توجه به کالری‌ها، بخوریم و انرژی مصرف کنیم، اما وقتی‌که در آینه نگاه کردیم یا روی ترازو رفتیم یا لباس‌هایمان کمی تنگ شد یا آشنایان به ما گفتند که چاق شده‌ایم، کمی خوراک‌مان را کم کنیم و مصرف انرژی را بیشتر کنیم، تا جبران شود. این دقیقاً همان کاری است که مردم سعی دارند انجام بدهند.

به این دقت کنید که در مورد «اختلاف» بین مقدار کالری ورودی به بدن و کالری‌های سوزانده شده حرف می‌زنیم. اگر روزی ۲۷۰۰ کالری بخورید و ۲۶۷۵ کالری بسوزانید، ۲۵ کالری چاق‌تر می‌شوید. اگر به فعالیت و ورزش بپردازید و انرژی سوزانده شده در روز بعد را به ۳۶۷۵ برسانید ولی ورزش باعث شود که گرسنه‌تر شوید و ۳۷۰۰ کالری بخورید بازهم ۲۵ کالری چاق‌تر می‌شوید. حفظ این توازن صرفاً به تفاضل بین دو عدد برمی‌گردد و نه به میزان کالری‌هایی که سوزانده می‌شود.

یعنی نمی‌توان گفت که چون ۲۰۰ سال پیش مردم انرژی بیشتری می‌سوزاندند، پس راحت می‌توانستند لاغر بمانند و امروزه چون مردم کمتر تلاش بدنی می‌کنند پس چاق می‌شوند. یا هرگز نمی‌توان گفت افرادی که بیشتر انرژی می‌سوزانند راحت‌تر از افراد ساکن می‌توانند تناسب‌اندام را حفظ کنند. چون آنچه مهم است حفظ توازن «اختلاف» انرژی ورودی و سوزانده شده در بدن است نه «مقدار واقعی» آنها. این اشتباه منطقی‌ای است که بسیاری در دام آن می‌افتند و تصور می‌کنند سوزاندن بیشتر انرژی به معنی حفظ راحت‌تر تناسب‌اندام است، درصورتی‌که هرگز این‌گونه نیست و هیچ منطقی پشت این باور نیست. مثال مهمانی باشکوهی که در اول کتاب بررسی کردیم را یادتان می‌آید؟ هرچه فعال‌تر باشید مسلماً بیشتر گرسنه خواهید شد و امکان پرخوری بیشتر خواهد شد. آنچه مهم است حفظ توازن بین انرژی ورودی و خروجی است. یادتان باشد موضوع فقط روزی ۳ گرم غذا است.

چه دو وزنه ۱۰۰ و ۲۰۰ گرمی را روی دوکفه‌ی ترازو قرار دهیم، چه وزنه‌ها ۱۱۰۰ و ۱۲۰۰ گرمی، ایجاد توازن بین آنها دقیقا، زحمت یکسانی دارد.

سؤال معکوس: چرا بقیه چاق نمی‌شوند

اما سؤال اینجاست: چطور ۲۰۰ سال پیش مردم به‌راحتی می‌توانستند این توازن انرژی را حفظ کنند، حتی وقتی نمی‌دانستند کالری چیست؟ درحالی‌که امروزه مردم با اینکه بسیار بیشتر تلاش می‌کنند، نمی‌توانند این توازن را ایجاد کنند. چرا حتی افرادی که در رژیم هستند و سال‌هاست که با مشکل اضافه‌وزن دست‌وپنجه نرم می‌کنند، هم نمی‌توانند این توازن را حفظ کنند؟ سؤال مهم این نیست که چرا برخی نمی‌توانند توازن انرژی را حفظ کنند. سؤال این است: چه چیزی باعث می‌شود برخی دیگر «بتوانند» به‌راحتی با دقت توازن کالری‌های خود را حفظ کنند؟ حتی بعضی افرادی که به‌طور خودآگاه سعی نمی‌کنند وزن‌شان را حفظ کنند، می‌توانند به‌راحتی این توازن انرژی را حفظ کنند؟

سؤال مهم‌تر اینکه: حیوانات چطور می‌توانند این توازن را حفظ کنند؟ انسان‌ها می‌دانند کالری چیست، خود را هرروز در آینه نگاه می‌کنند پا روی ترازو می‌گذارند یا نظرات دیگران را در مورد ظاهرشان می‌شنوند یا از تنگ شدن لباس‌هایشان می‌فهمند که اضافه‌وزن پیداکرده‌اند. اما حیوانات مسلماً هیچ درکی از کالری، ترازو و آینه ندارند و هرگز لباسشان تنگ نمی‌شود تا بفهمند اضافه‌وزن پیداکرده‌اند. بقیه موجودات زنده چگونه موفق می‌شوند به این دقت توازن وزن خود را حفظ کنند؟

در طبیعت هیچ حیوانی دچار اضافه‌وزن نمی‌شود، حیوانات به‌صورت خودکار می‌توانند وزن متناسب خود را حفظ کنند. هرچند حیواناتی داریم که مقدار زیادی چربی در بدن‌شان ذخیره دارند، اما این حیوانات به دلیل ژنتیک و نژادشان چاق یا لاغر هستند نه به دلیل عدم توانایی در حفظ تعادل بین خوردن و مقدار فعالیت. هرگز این‌گونه نیست که ببری در جوانی لاغر و متناسب باشد و بعد از چند سال چاق و بدهیکل شود. چاقی حیوانات چاق کاملا طبیعی است، نه مثل چاقی انسان‌های چاق همراه با انواع و اقسام بیماری‌ها.

بدن انسان‌ها هم مانند تمام موجودات زنده این توانایی را دارد که خودبه‌خود همواره متناسب و در بهترین حالت تناسب‌اندام باشد. اما عاملی باعث شده در ۸۰ سال گذشته این سیستم خودکار در بسیاری از کار بیفتد.

حیوانات در باغ‌وحش و غذاهای طبیعی

حتی اگر حیوانات را از طبیعت خارج کنیم و در باغ‌وحش قرار دهیم و «همان غذایی که در طبیعت می‌خورند» را به آن‌ها بدهیم، امکان ندارد حیوانی چاق شود. با اینکه این حیوانات در طبیعت روزانه کیلومترها می‌دویدند و اکنون در باغ‌وحش فعالیتی ندارند، اما باز چاق نمی‌شوند. چون صرفاً کمتر فعالیت می‌کنند و کمتر گرسنه می‌شوند و خودشان هر وقت سیر شدند دست از خوردن می‌کشند. سیستم خودکار حفظ توازن انرژی در بدن موجودات زنده، هیچ ارتباطی به میزان فعالیت یا خوردن ندارد. این سرنخ‌ها را به یاد داشته باشید.

قوانین فیزیک را نباید جایگزین قوانین بیولوژی کرد

یکی از قوانین پایه‌ای در فیزیک و ترمودینامیک که تقریباً همه با آن آشنا هستیم، قانون توازن انرژی است. این قانون می‌گوید: «در یک سیستم، انرژی هرگز نه تولید می‌شود و نه از بین می‌رود و فقط از شکلی به شکل دیگر تغییر پیدا می‌کند»

به‌عبارت‌دیگر: «در یک سیستم (انرژی‌ای که وارد سیستم می‌شود) منهای (انرژی‌ای که از سیستم خارج می‌شود) برابر است با (مقدار انرژی‌ای که در سیستم ذخیره می‌شود)

لطفاً به این جمله‌ها بسیار دقت کنید. آنچه مردم از این قانون تفسیر می‌کنند این است که اگر مقداری انرژی در بدن به‌صورت چربی ذخیره‌شده است، پس «دلیل» آن این است که مقدار انرژی‌ای که سوزانده‌ایم کمتر از مقدار انرژی‌ای است که خورده‌ایم، «پس» برای اینکه از شر چربی‌های ذخیره‌شده خلاص شویم، «راه‌حل» این است که مقدار کمتری بخوریم و مقدار بیشتری انرژی مصرف کنیم.

به عبارتی: (کالری‌هایی که به صورت چربی ذخیره می‌شوند) برابر است با (کالری‌هایی که می‌خوریم) منهای (کالری‌هایی که می‌سوزانیم).

اما نکته این است که، این موازنه، صرفاً برابری بین این اعداد را نشان می‌دهد و به‌هیچ‌وجه یک معادله جهت‌دار نیست. این معادله هرگز نمی‌گوید یک‌طرف معادله «دلیل» به وجود آمدن طرف دیگر معادله است. این قانون هرگز در مورد اینکه،

پایان افسانه کالری‌ها - فصل سوم

«چرا» انرژی بیشتر از نیازمان می‌خوریم یا «چرا» چاق می‌شویم، چیزی نمی‌گوید.

قانون توازن انرژی صرفاً می‌گوید اگر قرار باشد کسی چاق شود این قانون باید صدق کند و باید انرژی ورودی بیش از انرژی مصرفی باشد، اما هرگز نمی‌گوید چه چیزی عامل چاق شدن می‌شود. این قانون نمی‌گوید به این دلیل چاق می‌شویم «چون» انرژی بیشتر از نیازمان مصرف کرده‌ایم. صرفاً می‌گوید اگر قرار باشد چاق شویم، می‌باید انرژی بیشتری وارد بدن شود. همچنین این معادله می‌گوید اگر قرار باشد لاغر شویم «سوزاندن تعداد کالری‌های بیشتر از غذایی که می‌خوریم» اتفاقی است که باید رخ دهید، اما نمی‌گوید «راه‌حل» لاغر شدن این است که تعداد کالری‌های کمتر از تعداد کالری‌هایی که می‌سوزانیم، بخوریم.

به صورت خلاصه، این قانون هیچ رابطه علت و معلولی‌ای را مشخص نمی‌کند. این قانون نمی‌گوید که یک‌طرف این تساوی دلیل به وجود آمدن طرف دیگر است. ممکن است هر دو طرف خود نتیجه یک دلیل سوم باشند.

درواقع با یک جابه‌جایی ریاضی ساده می‌توان معادله را به‌صورت زیر بازنویسی کرد:

(کالری‌هایی که بدن ذخیره می‌کند) بعلاوه (کالری‌هایی که در روز مصرف می‌کنیم) برابر است با (کالری‌هایی که می‌خوریم).

این دقیقاً بازنویسی همان معادله انرژی بالا است، با این تعبیر که: «بنا به دلایل بیولوژیکی، بدن نیاز پیدا می‌کند که چربی بیشتری ذخیره کند و این نیاز باعث می‌شود چاق‌تر شویم. و درنتیجه اشتهای ما زیاد شود و بیشتر از نیاز بخوریم و کمتر انرژی مصرف کنیم».

اگر ایده مطلب خیلی واضح نیست، ناراحت نشوید. بگذارید با یک مثال، درک این موضوع را ساده‌تر کنم.

درواقع کل مطلب به‌صورت خلاصه اینکه قانون انرژی را می‌توان به گونه دیگری هم تعبیر کرد. این تعبیر این است: «دلیل چاقی پرخوری نیست، بلکه دلیل پرخوری تمایل درونی بدن به چاق شدن است»

چه کسی خانه‌تان را آتش زده؟

فرض کنید خانه‌تان آتش گرفته است و آتش‌نشانی و پلیس در گزارش خود بگویند، «دلیل آتش گرفتن خانه‌تان، ترکیب سریع اکسیژن با مواد سوختی در حضور حرارت بوده است.»

آیا این را به عنوان دلیل آتش سوزی خواهید پذیرفت؟ این صرفاً اتفاقی است، که برای وقوع آتش‌سوزی باید رخ دهد. این صرفاً قوانین فیزیکی‌ای است که آتش گرفتن یک چیز، باید از آن‌ها پیروی کند. احتمالاً «دلیل» آتش‌سوزی خرابی سیم‌کشی ساختمان باشد، یا سهل‌انگاری در روشن گذاشتن وسیله حرارتی باشد، یا کسی با شما دشمن بوده و خانه را آتش زده است.

داستان یک سالن شلوغ

فرض کنید باهم در سالن بزرگی مشغول گپ زدن هستیم. پس از مدتی افراد داخل سالن زیاد می‌شوند و سالن به‌شدت شلوغ می‌شود. شما از من می‌پرسید: «چرا اینجا شلوغ شده؟». اگر من به شما بگویم که «دلیل شلوغ شدن سالن این است که در یک ساعت قبل، تعداد افرادی که وارد سالن شده‌اند، بیشتر از تعداد افرادی بوده که از سالن خارج شده‌اند.» آیا چیز معنی‌داری به شما گفته‌ام؟ مسلماً در جواب خواهید گفت: «عانگع!! این‌که بدیهی است که تعداد افراد واردشده، بیشتر از تعداد افراد خارج‌شده از سالن هستند، اما چرا، «دلیلش» چیست؟»

اگر در جواب دوباره به شما بگویم «خب ببین، اگر تعداد افرادی که وارد جایی می‌شوند زیاد باشد و تعداد کمتری آنجا را ترک کنند، مسلماً آنجا شلوغ می‌شود، درست است؟ خب، پس دلیل شلوغ شدن این سالن این است که تعداد افرادی که وارد شده‌اند بیش از تعداد افرادی است که خارج شده‌اند». صادقانه چه فکری در مورد من خواهید کرد؟ به نظرتان یک جواب هوشمندانه است؟ مسلما نه، احتمالاً فکر خواهید کرد که یا دیوانه‌ام یا شما را سرکار گذاشته‌ام. چون هیچ نکته با معنایی به شما در مورد «دلیل» شلوغ شدن نمی‌گویم و صرفاً اتفاقی که رخ‌داده که اتاق شلوغ شود را توضیح می‌دهم.

این مثال دقیقاً معادل توضیحی است که بسیاری از «به‌اصطلاح متخصصان تغذیه» در مورد دلیلی چاقی بیان می‌کنند. با اینکه کاملاً «بدیهی» است که برای چاق شدن لازم است تعداد کالری‌هایی که وارد بدن می‌شود بیش از تعداد کالری‌هایی که می‌سوزانید باشد، اما هیچ چیزی معنی‌داری به ما نمی‌گوید. قانون توازن انرژی هیچ چیزی در مورد «دلیل» به وجود آمدن چاقی به ما نمی‌گوید.

احتمال دارد دلیل شلوغ شدن سالن این باشد، که قرار است در آن جشنی برگزار شود، یا قرار است در سالن شیرینی پخش کنند، یا قرار است یک سخنرانی مهم برگزار شود یا در بیرون از سالن تعدادی آدم مسلح با زور و تهدید یکی‌یکی افراد را مجبور می‌کنند وارد سالن شوند، یا هر دلیل دیگری. «اینکه تعداد افرادی که وارد سالن شده‌اند، بیش از افرادی است که از سالن خارج‌شده‌اند هیچ‌چیزی در مورد دلیل اصلی آن اتفاق به شما نمی‌گوید، صرفاً روندی که اتفاق افتاده تا سالن شلوغ شود را می‌گوید نه دلیلش را».

همان‌طور که «دلیل» شلوغی سالن به شرایط و اتفاقاتی که در «درون سالن» یا «در خارج از سالن» در حال رخ دادن است ارتباط دارد، خواهید دید که برای کشف دلایل چاق شدن هم باید به اتفاقاتی که در درون بدن یا خارج بدن رخ می‌دهند دقت کنیم. این توضیحی که سال‌های سال به مردم گفته‌شده که «عدم توازن انرژیِ انرژی، دلیل چاق شدن است»، به‌هیچ‌وجه دلیل اضافه‌وزن و چاقی نیست، صرفاً توضیح اتفاقی است که باید رخ دهد تا فردی چربی جمع کند.

اگر بخواهیم یک سالن شلوغ را خلوت کنیم، راه‌حل این نیست که سعی کنیم تعداد افرادی که وارد سالن می‌شوند را کم کنیم و تعداد افرادی که از سالن خارج می‌شوند را بیشتر کنیم. چنین تلاشی خنده‌دار و بی‌نتیجه خواهد بود. نه؟ راه‌حل این است که شرایط حاکم در درون و بیرون اتاق را طوری تغییر دهیم، تا سالن «خودبه‌خود» خلوت شود. سعی در کم کردن تعداد کالری‌های واردشده به بدن و بیشتر کردن کالری‌های سوزانده شده هم تلاشی بی‌ثمر و ناامیدکننده است. هرکسی هم برای لاغر شدنِ سعی کرده که این توازن را حفظ کند، بی‌ثمر و ناامیدکننده بودن این فرایند را کاملاً حس کرده است.

تا وقتی‌که بدون توجه به دلایل اصلی سعی کنید صرفاً مقدار کالری خوراکی را کاهش دهید و بیشتر فعالیت کنید، در باتلاقی ناامیدکننده دست‌وپا خواهید زد. اما قبل از یادگیری راه‌حل‌ها، باید باورهایی که سال‌های سال با آن زندگی کرده‌اید را دور بریزیم و این کاری بسیار سخت‌تر از ایجاد باورهای جدید است.

بگذارید با یک داستان دیگر اهمیت، متمرکز شدن روی دلیل‌ها و به‌جای فرایند را جا بیندازم.

تنبل و خواب‌آلود

فرض کنید فردی هرروز ساعت ۱۲ –۱ شب تا ۱۰–۱۱ صبح می‌خوابد، و بعد از ظهر هم یکی دو ساعتی چرت می‌زند. همه اطرافیانش مدام می‌گویند که خیلی آدم تنبل و بی‌اراده‌ای است که زیاد می‌خوابد. بعد از مدت‌ها این فرد تصمیم می‌گیرد که دیگر یک آدم تنبل و بی‌اراده نباشد و سعی می‌کند خوابش را کم کند و ۶ یا ۷ ساعت در روز بخوابد.

روز اول ۷ ساعت می‌خوابد، فردایش خسته و خواب‌آلود به‌زور از خواب بیدار می‌شود و به کارهایش می‌پردازد. بازده‌اش بسیار افت کرده و کل روز بی‌حال است. ازآنجایی‌که تصمیم جدی گرفته که خوابش را کم کند، سعی می‌کند ظهر نخوابد. به‌زور خودش را تا شب بیدار نگه می‌دارد. شب دوم هم ۷ ساعت می‌خوابد و روز بعد، بعد از چندین بار به تعویق انداختن زنگ ساعتی که کوک کرده بود، به‌زور و زحمت بیدار می‌شود، چون تصمیم گرفته است دیگر آدم تنبلی نباشد. هر طور شده با اینکه خیلی بی‌حال و خسته‌تر از روز قبل است با مقدار زیادی قهوه حس خواب را سرکوب می‌کند و خودش را بیدار نگه می‌دارد و به کارهایش می‌پردازد، بازده کارهایش به‌شدت کم می‌شود و ضریب اشتباهاتش بالا می‌رود، و خسته و عصبی‌تر از روز قبل، روز را به شب می‌رساند. ولی روز بعد، خسته، بی‌حال، کم می‌آورد و مجبور می‌شود کل روز را بخوابد و در مجموع به‌جز اینکه خودش را آزار داده است و ریاضت کشیده و اراده به خرج داده، در پایان دقیقاً تعداد ساعت‌های خوابش با احتساب روز آخر حتی بیش از قبل شده و در ساعت‌های بیداری هم به دلیل بی‌حالی کار مفید کمتری انجام داده است.

چرا این اتفاق می‌افتد؟ چون به هر دلیلی، «هرچند که ساعت‌های خوابش بیش از نرمال است، بدنش به آن مقدار خواب نیاز داشته است». دلیل نیاز بدنش به خواب زیاد، شاید کار زیاد در طول روز باشد. شاید خوابش بازده کافی ندارد. شاید محیطی که در آن می‌خوابد مناسب نیست. شاید سروصدای زیادی وجود دارد (خانه‌اش در کنار خیابانی است که هر شب نصفه‌شب با صدای ماشین جمع‌کردن زباله بیدار و بدخواب می‌شود). شاید اتاق خوابش هوای مناسبی ندارد (بخاری روشن می‌کند و اکسیژن هوای اتاقش کم می‌شود). شاید تابستان است و گرمای هوا باعث می‌شود نتواند راحت بخوابد. شاید استرس زیاد در روز باعث می‌شود نتواند عمیق بخوابد. شاید قبل از خواب غذای سنگین می‌خورد. شاید قبل از خواب با موبایل و تبلت بازی می‌کند و اشعه‌ی این وسایل نمی‌گذارد که درست بخوابد. شاید بالش یا تخت نامناسبی دارد یا صدها دلیل دیگر.

اما نکته مهم این است، که تا وقتی دلایل اصلی را پیدا نکند و کاری نکند که «نیاز بدنش به خواب بیش از معمول» کم شود، هرگز با تلاش و اراده و سخت‌کوشی نخواهد توانست مشکل را حل کند. اگر دلیل اصلی را پیدا کند و رفع کند، مشکلش یک بار برای همیشه به‌راحتی بدون تلاش و سختی حل خواهد شد. اگر درک نکنید که چرا بدنتان می‌خواهد مقدار چربی اضافه‌ای را ذخیره کند، فقط وقت و تلاش‌هایتان را هدر می‌دهید.

به دید من تلاش و سخت‌کوشی در هر زمینه‌ی زندگی کاری عبث است. فقط:

۱- راه درست را بیاموزید.

۲- اجرا کنید.

۳- از نتایج لذت ببرید.

داستان بالا دقیقاً داستان بسیاری از افرادی است که تلاش می‌کنند از شر چربی‌های اضافه خلاص شوند. بسیاری به خودشان قول می‌دهند دیگر فرد با اراده‌ای باشند، کمتر بخورند و بیشتر ورزش کنند، روز اول مقدار زیادی ورزش می‌کنند و رژیم می‌گیرند و رعایت می‌کنند. روز دوم هم همین‌طور به‌شدت به رژیمی که انتخاب کرده‌اند پایبند می‌مانند. اما شب روز سوم به دلیلی، کنترل اوضاع

را از دست می‌دهند و مقدار خیلی زیادی از خوراکی‌هایی که نباید بخورند، می‌خورند. به‌جز اینکه کل تلاش‌های دو سه روز قبل‌شان را هدر می‌دهند، بدنشان را در برابر از دست‌دادن چربی‌ها، مقاوم‌تر می‌کنند. این مشکلی است که امکان ندارد کسی تا حالا رژیم گرفته باشد و برایش اتفاق نیفتاده باشد. هزاران نفر، ماه‌ها و سال‌هاست در این چرخه بی‌فایده دست‌وپا می‌زنند و با خودشان درگیراند، اما نتیجه‌ای نمی‌گیرند.

یکی از مراجعه‌کنندگانم قسم می‌خورد که، از ۸ سال قبلِ هرروز سعی کرده از شر چربی‌های شکمش خلاص شود ولی بعد از ۸ سال دقیقاً همانی است که ۸ سال پیش بود. می‌گفت، آن‌قدر از ضعیف بودن خودش بدش می‌آید که دوست ندارد در آینه خود را نگاه کند. این‌گونه افراد اعتمادبه‌نفس خود را از دست می‌دهند چون فکر می‌کنند مشکل از بی‌ارادگی و ضعف شخصیتشان است.

بی‌ارادگی یا نداشتن علم

خیلی از به‌اصطلاح متخصصان رژیم در برخورد با این‌گونه اتفاقات می‌گویند که «مشکل از بی‌ارادگی شخص است، که نمی‌تواند به رژیم پایبند باشد». اما واقعاً مشکل این افراد بی‌ارادگی و تنبلی نیست. مشکل این است که بدنشان «نیاز داشته» که آن مقدار چربی را به‌عنوان ذخیره حفظ کند. (این جمله طلایی را به خاطرتان بسپارید، در ادامه خیلی به آن خواهم پرداخت). در افرادی که بدنشان نیاز دارد چربی اضافه‌ای ذخیره داشته باشند، هر تلاشی برای کم کردن مقدار این چربی‌ها با مقاومتِ بدن مواجه می‌شود. هرچقدر هم که فرد عالی تلاش کند و حتی اگر روزی واقعاً ۲۰ ساعت روی تردمیل بدود، تا وقتی بدنش به حفظ چربی‌هایش نیاز داشته باشد ، روز بعد هورمون‌های گرسنگی چنان شدت می‌گیرند که فرد را مجبور کنند یک روزی دیوانه‌وار پرخوری کند. حتی اگر برای چند ماه کم کنند در آخر شکست می‌خورند.

اگر بدنتان نیاز دارد، بیشتر بخورد و چربی‌ها را نگه دارد، شاید مشکل این باشد که کیفیت غذاهایتان بد است. شاید زمان‌بندی غذاهایتان بد است. شاید ویتامین‌های لازم را به بدن نمی‌رسانید. شاید یکی از مواد معدنی ضروری به بدن نمی‌رسد. شاید باکتری‌های روده‌تان مشکل دارد. شاید التهابات بدن‌تان زیاد است. شاید خواب و

استراحت‌تان بد است و دقیقاً بعد از بیداری صبحانه می‌خورید. شاید تا دیر وقت غذا می‌خورید. شاید سموم وارد شونده به بدنتان بیش از توان پاک‌سازی بدن است.

این بی‌نهایت مهم است که درک کنید، داشتن اراده یا نداشتن اراده چیز مهمی در تناسب‌اندام نیست، مهم این است که باهوش باشید و راه‌حل را یاد بگیرید و عمل کنید. اگر یاد بگیرید که مشکل را چطور حل کنید و بدنتان ازلحاظ هورمونی در توازن باشد، خودبه‌خود و بدون هیچ زحمتی کل چربی‌هایتان در کمترین زمان ممکن آب می‌شوند.

وقت آن است که دلیل نیاز بدن به جمع کردن چربی و بیش‌خوری را درک کنیم.

> اگر بدنتان ده‌ها هزار کالری به صورت چربی ذخیره کرده است و هنوز بدنتان نیاز دارد چیزی بخورید، این یک مشکل پزشکی است و نه مشکل اراده و تلاش.

رفتارهای بیولوژیکی - قسمت اول

میل به غذا داریم و از جلوی یک شیرینی فروشی رد می‌شویم و کیک‌های خوشمزه‌اش چشمک می‌زنند و به هر نحوی شده وسوسه می‌شویم و شیرینی را می‌خریم. روز بعد ناهار استیک گوشت با سس خامه خوردیم و از جلوی همان شیرینی پزی رد می‌شویم، اصلا بو و گرمای پختن شیرینی که به ما می‌خورد حالت تهوع می‌گیریم و حتی مسیرمان رو کج می‌کنیم.

شیرینی امروز و بوی و طمعش دقیقا همانی بود که دیروز هم بود ولی چرا رفتار ما تا این حد تغییر کرد؟؟ چون نیازهای درونی ما تغییر کرد. چه چیزی رفتارها و هوس‌های ما رو تعیین می‌کند؟؟ اراده یا بیولوژی و نیازهای بدن؟

در حالت اول فرد می‌توانست خیلی با اراده و با شخصیت قوی و مصمم، بلاخره در برابر خوردن شیرین مقاومت کند. ولی درحالت دوم وقتی نیاز بدنش رو تامین کرده این اتفاق اتوماتیک برایش می‌افتد.

دلیل علمی چاق شدن بدن

درسی از نتیجه آزمایش روی زندانی‌های لاغر

زندانی‌ها، مخصوصاً زندانیان سلول‌های انفرادی افراد ایده‌آلی برای آزمایش‌های تغذیه هستند، چون به‌دقت می‌توان هم میزان مصرف انرژی و هم میزان خوردنشان را اندازه‌گیری کرد. آقای «اییتم سینز» محقق تغذیه دانشگاه ورمانت، در تحقیقی به زندانیانی که بسیار لاغر اندام بودند به مدت ۱۲ هفته هرروز مقدار زیادی غذا داد. چیزی حدود ۱۰۰۰ کالری بیش‌تر از چیزی که به‌عنوان نیاز روزانه‌شان تخمین زده می‌شد. سپس، برای ۴ هفته‌ی دیگر آن‌ها را آزاد گذاشتند که هرچقدر که دوست دارند بخورند.

مردم از قانون توازن انرژی این تعبیر را دارند که «زیاد خوردن و کم تحرکی عامل چاق شدن است» بنابراین طبق این تعبیر زندانیان می‌بایست مقدار زیادی چربی اضافی در بدن خود ذخیره می‌کردند، درست است؟ زندانیانی که مسلماً هیچ تحرک خاصی نداشتند و ورزش نمی‌کردند، وقتی به آن‌ها روزانه ۱۰۰۰ کالری بیش از نیازشان داده شود، در طی ۱۲ هفته طبق محاسبات قانون توازن انرژی می‌بایستی ۱۲ کیلو چربی اضافه در بدنشان ذخیره می‌شد. ولی این زندانیان بعد از ۱۲ هفته پرخوری اجباری به‌طور متوسط فقط و فقط حدود ۲ کیلو چاق شدند و بعد از ۴ هفته

آزاد بودن و پرهیز از پرخوری اجباری دوباره به همان وزن اولیه خود برگشتند.

آزمایش بالا حتی با ۷۰۰۰ کالری بیش‌از حد معمول خوردن به مدت ۳۰ ماه، روی زندانی‌های لاغر انجام شد و این افراد به‌طور متوسط بین ۵ تا ۱۰ کیلو چاق شدند.

برای آزمایش‌های مشابه به جزوه همراه این کتاب در آدرس madresefitness.ir/acbook مراجعه کنید.

این موضوع را افراد زیادی در جامعه تجربه می‌کنند. افراد لاغری که سعی می‌کنند حتی با پرخوری چاق شوند، ولی نمی‌توانند. از طرفی هم افراد خیلی زیادی را هم در جامعه داریم که سعی می‌کنند با کم خوردن لاغر شوند ولی موفق نمی‌شوند. این موضوع باید جرقه‌ای در ذهنتان ایجاد کند، چون به‌وضوح نشان می‌دهد که چاق شدن و لاغر شدن چیزی نیست که به زیاد خوردن یا کم خوردن (یا کم‌تحرکی و تحرک زیاد و میزان مصرف انرژی) مربوط باشد و چیزی است که به شرایط و اتفاقاتی که در بدن رخ می‌دهد ارتباط دارد. درست است؟ اگر شرایط درونی بدن‌تان تمایلی به چاق شدن نداشته باشند، حتی بیش از حد خوردن هم باعث چاق شدن نمی‌شود. اگر بدنتان در شرایط هورمونی لازم برای لاغر شدن نباشد حتی کم خوردن نمی‌تواند باعث شود به‌طور پایدار لاغر شوید. یکی از دلایل، مسلماً ژنتیک افراد است، اما اگر ۵ سال قبل لاغر بودید و الان نه، بنابراین مشکل از ژنتیک نیست.

ذاتاً لاغر باشید، نه به زور

در مثال بالا زندانیان به‌طور موقت در شرایط کنترل‌شده و اجباری چاق شده بودند، اما وقتی به روال معمول زندگی برگشتند تمام وزن اضافی خود را از دست دادند. این دقیقاً اتفاقی است که برای افرادی که رژیم لاغری می‌گیرند هم صدق می‌کند، در شرایط اجباری و کنترل‌شده و رژیم سخت، مقداری لاغر می‌شوند ولی به‌محض برگشتن به زندگی معمول، در ماه‌های بعدی دوباره به وزن اولیه برمی‌گردند.

به این جملات دقت کنید، هدف من و شما و این کتاب این نیست که به شما

نشان دهم که چگونه متناسب شوید و چگونه بدنِ خودتان را متناسب نگاه بدارید. هدف من این است که نشان دهم چگونه شخص ذاتاً خوش‌اندامی باشید. به عقیده من خیلی‌ها ممکن است سال‌ها به دلیل اجبار شغلشان یا رفتن به مدرسه هرروزِ ساعت ۶ صبح بیدار شوند، اما نمی‌توان گفت که این افراد سحرخیز هستند. صرفاً صبح‌ها به‌اجبار زود بیدار می‌شوند. یک فرد سحرخیز کسی است که بدون زور و با لذت و انگیزه و بدون هیچ زنگ ساعتی هرروز حتی روزهای تعطیل ساعت ۶ بیدار می‌شود و سحرخیزی جز جدانشدنی از زندگی آن فرد است. اگر نکاتی که به شما یاد می‌دهم را درک کنید، یک فرد ذاتاً لاغر خواهید بود، نه اینکه به زور کم‌خوردن و ورزش خودتان را متناسب نگه بدارید. اگر اضافه‌وزن دارید باید سیستم بدنتان را درمان کنید تا مانند دوران نوجوانی و یا مانند آن زندانی‌های لاغر برای تمام عمر راحت زندگی کنید.

چرا افراد بیشتر از نیازشان انرژی مصرف می‌کنند؟

از مثال سالن شلوغ فهمیدیم که سؤال درست این است که «چرا بدن ما چربی جمع می‌کند؟»، سؤال این نیست که «چه می‌شود که در بدن چربی ذخیره می‌شود».

از مثال شلوغ شدن سالن فهمیدیم که باید به اتفاقاتی که درون بدن افراد رخ می‌دهد توجه کنیم. اینکه چه چیزهایی واقعا باعث می‌شوند فردی چاق شود و «درنتیجه» پرخوری بکند. از مثال آزمایش روی زندانیان لاغر هم این نتیجه حاصل شد که اگر بدن فرد در شرایطی نباشد که تمایل به چاق شدن داشته باشد، حتی با زیاده‌روی در خوردن و پرخوری اجباری هم چاق نمی‌شود. پس زیاد خوردن نیست که باعث می‌شود فردی چاق شود، برعکس قرار گرفتن بدن در شرایط درونی خاصی است که باعث می‌شود فردی زیاد بخورد و کمتر انرژی بسوزاند. تمایل بدن برای حفظ چربی‌ها به شرایط هورمونی بدنتان ارتباط دارد.

به مثال‌های زیر عمیقا فکر کنید.

فکر کنید شماره یک: بیماران عصبی یا افسرده

فردی که شروع به مصرف داروهای اعصاب و ضدافسردگی می‌کند، چاق می‌شود و پرخوری می‌کند. هیچ شکی نیست که تعداد کالری‌هایی که این فرد خورده، بیش از کالری‌های سوزانده شده‌اش است. اما به نظرتان چه اتفاقی می‌افتد که باعث می‌شود فرد به یک‌دفعه زیادتر از حد بخورد؟ شرایط درونی بدنش و تغییرات هورمونی باعث می‌شود که بدن تمایل داشته باشد که میزان ذخایر چربی‌اش را افزایش دهد، بنابراین مغز، فرد را مجبور به پرخوری، می‌کند و از طرف دیگر سوخت‌وساز بدن را هم کاهش می‌دهد تا انرژی بیشتری ذخیره شود.

مصرف داروی کورتون افراد را به‌شدت چاق می‌کند. آیا کورتون، بیماران را به شخصیت‌های تنبل و پرخور و بی‌اراده تبدیل می‌کند؟ احتمالاً !!!

فکر کنید شماره دو: افراد سیگاری

افرادی که سیگار یا مصرف مواد مخدر را ترک می‌کنند، پس از ترک چاق‌تر می‌شوند و پرخوری می‌کنند. مسلماً این افراد بیش از نیازشان می‌خورند اما دلیل چاقی شدنشان پرخوری نیست. این افراد به دلایل تغییر فعالیت آنزیم‌ها در بدن پرخوری می‌کنند. پرخوری‌شان نتیجه تغییر در فیزیولوژی بدنشان است.

فکر کنید شماره سه: مصرف مواد مخدر

افرادی که شروع به مصرف مواد مخدر می‌کنند، وزن کم می‌کنند و درصد چربی بدنشان کم می‌شود. آیا این به این معناست که افرادی که شروع به مصرف مواد مخدر می‌کنند بااراده‌تر می‌شوند و می‌توانند میزان غذاهایی که می‌خورند را بهترٍ تنظیم کنند و بیشتر ورزش می‌کنند؟ می‌دانیم که هرگز چنین نیست و حتی «کاملاً برعکس»، افرادی که به مخدر روی می‌آورند تنبل‌تر می‌شوند و میزان مصرف انرژی‌شان کم‌تر می‌شود. آنچه باعث می‌شود این افراد لاغر شوند به‌هیچ‌وجه توانایی‌شان در حفظ بهتر توازن انرژی بدنشان نیست. بلکه تغییرات هورمونی درون بدنشان است که باعث می‌شود بدون هیچ تغییر دیگری در زندگی و خوراک و ورزش ناخودآگاه لاغر شوند.

فکر کنید شماره چهار: حاملگی و چاقی

زنان وقتی حامله می‌شوند به‌شدت پرخور می‌شوند و مقدار بیشتری چربی در بدنشان ذخیره می‌کنند. اما دلیل چاق شدنشان این نیست که پرخورتر شده‌اند و کمتر به‌سلامت خود توجه دارند. پرخوری نتیجه این موضوع است که بدنشان نیاز پیداکرده است که میزان ذخایر انرژی‌اش را افزایش دهد، و چربی‌ها را در جاهایی ذخیره کند که برای حفظ تعادل بدن لازم است.

فکر کنید شماره پنج: عادت ماهانه

زنان در عادت ماهانه خود به‌شدت پرخور می‌شوند. هیچ شکی نیست که تعداد کالری‌های غذاهایشان بیش از کالری‌های مصرفی‌شان می‌شود. اما دلیل پرخوری‌شان تغییر در وضعیت هورمونی بدن است و می‌دانیم که اگر در دوران عادت ماهانه مقداری چربی به بدنشان اضافه شود، در هفته‌های بعدی ماه این چربی‌های اضافه به‌طور خودبه‌خود از بین می‌روند. در هر پدیده قابل‌تصور پرخوری نتیجه یک تغییر در درون بدن است، و هرگز پرخوری خود عامل افزایش مقدار چربی‌ها نیست.

فکر کنید شماره شش: رشد کودکان و بلوغ

کودکان چه دختر و چه پسر در دوران کودکی ازلحاظ درصد چربی بدن، بدن‌های یکسانی دارند. در دوران بلوغ نوجوان‌ها به‌شدت پرخوری می‌کنند. همه ما نوجوان بوده‌ایم و می‌دانیم وقتی در حال رشد بودیم هر چه جلویمان بود را می‌خوردیم و به‌شدت پرخوری می‌کردیم. یک بچه ۵ ساله جثه‌ای دو برابرِ ۲ سالگی‌اش دارد، به‌وضوح پرخوری کرده است و در عرض ۳ سال وزنش شدیداً زیاد شده است. دلیل پرخوری در دوران کودکی، به این برمی‌گردد که بدن هورمون‌های خاصی را ترشح می‌کند و بدن در حال رشد قرار دارد. دلیل رشد و بزرگ شدن ما پرخوری نیست، پرخوری نتیجه این است که در حال رشد هستیم.

پس از بلوغ، دخترها چیزی حدود ۱۰ درصد چربی بیشتری، در بدنشان دارند و چربی را در مناطق متفاوت‌تری به نسبت پسرها، ذخیره می‌کنند. آیا جمع شدن

این چربی‌های اضافه به این دلیل است که دخترها بی‌اراده‌تر بوده‌اند و بیش‌خوری کرده‌اند یا کمتر تحرک داشته‌اند؟ بدون شک کسی که چربی بیشتری در بدنش دارد بیشتر از نیازش خورده. خب بدیهی است. سؤال این است که چرا بیش از نیاز خورده؟

در هر مثال قابل‌تصوری که نگاه کنیم همواره پرخوری نتیجه‌ی تغییراتی در بدن بوده است. پرخوری نتیجه این است که بدن نیاز دارد که پرخوری کنیم. مانند مثال زندانی‌ها اگر بدن نیازی به پرخوری نداشته باشد، اگر به‌اجبار پرخوری کنیم بدن ما چاق نمی‌شود. هریک از این مثال‌ها نکته‌ی خاصی دارند که به آنها برمی‌گردم.

فکر کنید شماره هفت: نگاهی در سطح سلولی

اگر بخواهم در سطح سلولی مثالی بیاورم، رشد سلول‌های سرطانی دقیقاً مانند رشد سلول‌های چربی است. وقتی سلول‌های سرطانی رشد می‌کنند بدون شک انرژی بیشتری وارد سلول‌های سرطانی می‌شود، اما مسلماً رشد سلول‌های سرطانی، به دلیل به وجود آمدن اشکالاتی در سیستم سلول‌ها است. در هر مثال قابل‌تصور، همواره وقتی چیزی در حال رشد است، انرژی بیشتری به درون خود «جذب می‌کند» و انرژی کمتری را «آزاد می‌کند»، این آن چیزی است که قانون توازن انرژی به ما می‌گوید، اما دلایل اتفاق افتادن این امر به شرایط درونی یا بیرونی برمی‌گردد. همان‌قدر که ساده‌لوحانه است اگر تصور می‌توانیم با مصرف کمتر انرژی مانع از رشد سلول‌های سرطانی شویم، به همان نسبت ساده‌لوحانه است اگر تصور کنیم با خوردن انرژی کمتر می‌توانیم چاقی را درمان کنیم. برای خلاص شدن از شر چربی‌های اضافه باید شرایط هورمونی درونی بدن را طوری تنظیم کنیم که بدن نیازی به ذخیره بیش‌ازحد چربی نداشته باشد.

فکر کنید شماره هشت: چاقی ارثی

می‌دانیم که ژنتیک می‌تواند در درصد چربی افراد تأثیر داشته باشد. به‌عنوان‌مثال زنان سیاه‌پوست بدن‌هایی چاق‌تر از بقیه نژادها دارند، آیا این به این معناست که زنان سیاه‌پوست تنبل هستند و زیاد می‌خورند؟ بدون شک کسی که چربی بیشتری در بدنش دارد بیشتر از نیازش خورده. سؤال این است که چرا بیش از نیاز خورده؟

می‌دانیم این یک عامل ژنتیکی است، از طرفی اگر چیزی در بدن ما ژنتیکی است، یعنی بدن ما طوری برنامه‌ریزی شده که سلول‌ها به هورمون‌ها و آنزیم‌ها واکنش‌های مختلفی نشان می‌دهند و سطح ترشحات درونی و دیگر چیزها این تفاوت ژنتیکی را در بدن اجرا می‌کند. یعنی اگر باور داریم ژنتیک می‌تواند در چاقی و درصد چربی بدن تأثیر بگذارد یعنی در بدن هورمون‌ها و آنزیم‌هایی وجود دارند که میزان ذخایر انرژی را به‌دقت تنظیم می‌کنند و اضافه‌وزن صرفاً اختلال در این سیستم است و هیچ ارتباطی به انرژی واردشده به بدن و انرژی خارج‌شده از بدن ندارد.

دکتر آستوود از پیشگامان تحقیقات در مورد تأثیر ژنتیک بر چربی‌ها، می‌گوید: «این نکته که ژنتیک می‌تواند بر روی چاقی تأثیر داشته باشد به‌وضوح نشان می‌دهد که کنترل میزان ذخایر انرژی در بدن به تعامل سلول‌ها با هورمون‌ها و آنزیم‌ها ارتباط دارد. چون ژن‌ها با تأثیر بر روی هورمون‌ها شرایط بدن فرد را مشخص می‌کنند، پس برای درمان چاقی به‌جای تمرکز بر میزان خوردن یا فعالیت باید به توازن هورمونی بدن توجه کنیم».

فکر کنید شماره نه: گاوهای شیرده

گاوهای شیرده بسیار لاغر اندام هستند و نژادهایی از گاوهایی که شیر بسیار زیادی تولید می‌کنند حتی لاغرتر و استخوانی‌تر هستند. اما در عوض گاوهای گوشتی، به همراه مقدار زیاد گوشت، مقدار بسیار بیشتری چربی ذخیره می‌کنند. اگر از به‌اصطلاح متخصصی که دلیل جمع شدن چربی را «زیاد خوردن و فعالیت کم» می‌داند علت این را بپرسید، احتمالاً خواهد گفت، گاوهایی که چربی بیشتری دارند، احتمالاً تنبل و بی‌اراده هستند و بیش از بقیه گاوها نشخوار کرده‌اند و عصر هم به‌جای داشتن تحرک، جلوی تلویزیون نشسته‌اند، ولی گاوهای لاغر به‌دقت به‌سلامت خود اهمیت می‌داده‌اند و حواس‌شان بوده که زیاد از حد نخورند و شب‌ها هم مثل آن کارتون دوران بچگی‌مان لباس ورزشی پوشیده‌اند و به ورزش هوازی پرداخته‌اند. در تمام مثال‌های بالا این موضوع را به‌خوبی می‌توانیم درک کنیم که چاقی و لاغری ربطی به میزان کالری‌های مصرفی و کالری‌هایی که در طی روز می‌سوزانیم ندارد، بلکه به توازن شرایط درونی و هورمونی ربط دارد.

برای شماره ده به مثال بعدی دقت کنید. مثال بعدی احتمالاً لامپی که بالای سرتان روشن شده است را پر نورتر خواهد کرد.

نگاهی هوشمندانه‌تر به آمار

در صحبت با یک به‌اصطلاح دکتر رژیم، که به‌هیچ‌وجه نمی‌خواست از عقیده قدیمی‌اش که «پرخوری و کم‌تحرکی دلیل چاقی است» دور شود و مانند مثال «قو مشکی» اصرار داشت ثابت کند که مثال‌های نقض بیان‌شده به‌هیچ وجه اصلاً قو نیستند، آماری معروف، از FDA مربوط به سال ۲۰۰۶ را نشان داد که می‌گفت مردم آمریکا به نسبت سال‌های ۱۹۷۰ به‌طور متوسط روزانه حدود ۵۶۰ کالری بیشتری می‌خورند. همچنین مردم به نسبت سال ۱۹۷۰ به‌طور متوسط ۹ کیلو چاق‌تر شده‌اند.

این آمار که در نگاه اول به‌وضوح نشان می‌دهد که مردم بیشتر می‌خورند و چاق‌تر شده‌اند، درست است؟

اما قرار شد باهوش‌تر باشیم و هیچ نکته‌ای را از قلم نیندازیم. بگذارید دقیق‌تر بررسی کنیم. اگر فقط از سال ۲۰۰۶ تا ۲۰۱۴ را در نظر بگیریم، با فرض اینکه مردم روزانه ۵۶۰ کالری بیشتر می‌خورند، می‌توانیم محاسبه کنیم که ۸ سال و هرسال ۳۶۵ روز می‌شود ۱۶۳۵۲۰۰ کالری. اگر فرض کنیم هر کیلو چربی در بدن ۸۰۰۰ کالری است، با این محاسبات مردم باید به‌طور متوسط چیزی حدود ۲۰۰ کیلو چاق‌تر می‌شدند. پس چرا فقط ۹ کیلو چاق‌تر شده‌اند؟ سؤال بی‌نهایت مهمی است. چون نشان می‌دهد بدن تا حدی که لازم داشته، «به‌طور متوسط ۹ کیلو» چربی جمع کرده است و از آن به بعد حتی وقتی مردم حدود یک‌میلیون کالری اضافه‌تر خورده‌اند آن‌ها را جذب نکرده. چرا واقعا؟ دوباره به این موضوع فکر کنید.

دلیل چاق شدن و اضافه‌وزن چیست؟

برگردیم به اصول. چاقی چیست؟ چاقی را می‌توان این‌گونه تعریف کرد: «ناکارآمدی بدن در تنظیم میزان ذخایر چربی». اگر چاقی را این‌گونه ببینیم، به‌جای اینکه فکر کنیم بی‌اراده بودن و تنبلی و پرخور بودن افراد چاق، دلیل چاقی‌شان

است و چاقی یک مشکل اراده و شخصیتی است. باعث می‌شود دقیق‌تر به درون بدن نگاه کنیم تا کشف کنیم چه چیزی مسئول تنظیم ذخایر چربی در بدن است و چه عواملی این تنظیم میزان ذخایر چربی را مختل می‌کند و چطور می‌توانیم این موضوع را درمان کنیم.

بیشتر کسانی که به مراجعین دچار اضافه‌وزن مشاوره می‌دهند، به‌جای اینکه به اتفاقات درونی بدن مراجعه‌کننده توجه کنند، بیشتر نقش روان‌پزشک را بازی می‌کنند و سعی می‌کنند با تشویق و دلگرمی و تقویت اراده فرد، او را تشویق کنند که کمتر بخورد و بیشتر ورزش کند. تعجبی هم ندارد که چاقی روزبه‌روز بیشتر می‌شود.

قبل از ادامه مبحث یک نکته فوق‌العاده جالب را بررسی کنیم تا در مورد ادامه موضوع دیدی روشن‌تر پیدا کنید.

MSG

برای تحقیقات پزشکی درمورد چاقی و آزمایش داروهای مختلف کاهش وزن و هورمون‌ها، از موش‌ها استفاده می‌کنند. اما نکته این است که نمی‌توان از طبیعت موش چاق پیدا کرد. (نژادهایی از موش‌ها هستند که چربی بیشتری دارند، اما این فربه بودن به دلیل نژادشان است نه به دلیل چاق شدن غیرطبیعی و زیاد خوردن). حتی اگر موش‌ها را در قفس زندانی کنیم و بسیار بیش از توان خوردنشان غذا در اختیارشان قرار دهیم، هیچ موشی هرگز چاق نمی‌شود. بااینکه فعالیتشان کم شده غذا هم به فراوانی موجود است، اما موش‌ها کاملاً به نسبت فعالیتشان می‌خورند.

بنابراین محققان به موش‌ها ماده‌ای به نام MSG می‌دهند. MSG که یک ماده مقلد گرسنگی است و در هورمون‌های سیری و گرسنگی اختلال ایجاد می‌کند، باعث می‌شود موش‌ها بسیار بیشتر گرسنه شوند و بنابراین بیشتر بخورند و چاق شوند. بعدازاینکه محققان این موش‌ها را چاق کردند، آزمایش‌های خود را آغاز می‌کنند تا راهی برای لاغر کردنشان کشف کنند.

اما MSG چیست؟ ماده‌ای است که در ۵۰ سال گذشته در صنایع غذایی توسط خیلی از شرکت‌ها به‌عنوان افزودنی استفاده می‌شود و در بیش از ۸۰ نوع افزودنی

بانام‌های مختلف وجود دارد. این ماده باعث می‌شود اگر به‌صورت طبیعی با خوردن نصف یک بسته چیپس سیر می‌شدید اکنون با خوردن یک بسته کامل هم سیر نشوید. نوع موادی که می‌خورید و تأثیر آن‌ها بر روی هورمون‌ها و سیستم بدن مهم است، نه مقدار خوردن یا میزان فعالیتتان.

در ادامه کتاب ۵ مورد بسیار مهم دیگر در مورد نحوه چاق کردن حیوانات را بررسی خواهیم کرد.

شما را در ابتدای مسیری درست قرار می‌دهم

از آنجایی که «کم خوردن و تحرک بیشتر» سال‌های سال است که در ذهن افراد به‌عنوان یک باور کاملاً بدیهی و غیرقابل نقض جا شده، بسیار سخت است چنین باور عمیقی را از ذهن‌ها پاک کرد. تمام مثال‌هایی که تا به حال بررسی کردیم برای کمک به پاک کردن این باور اشتباه است. به نظر من مهم‌ترین قدم در راه تغذیه سالم این موضوع است که بدانید میزان خوردن مهم نیست. وقتی در مسیر درستی قرار بگیرید هر قدم که بردارید یک پیشرفت است. مهم‌ترین نکته این است که در مسیر درست قرار داشته باشید و از تلاش‌های بی‌حاصل و ناامید کننده در جهت اشتباهی و از درجا زدن پرهیز کنید.

در این کتاب اگر یک کار قرار باشد انجام دهم این است که این مسیر را به شما نشان دهم و شما را در ابتدای یک مسیر درست قرار دهم تا از هدر رفتن ساعت‌ها تلاش بی‌حاصل و ناامید کننده و صدها هزار تومان هزینه اضافه در مسیری نادرست، جلوگیری شود.

۵ باور نادرستی که در فصل اول اشاره کردم را به یاد دارید؟

اگر فقط یک نکته از این کتاب یاد بگیرید این است که بفهمید این عقاید اشتباه دقیقاً مانند صاف بودن زمین به قبرستان ایده‌های اشتباه پیوسته‌اند.

اگر کسی باور نکند که سیگار کشیدن، برای بدنش مضر است، حتی اگر بهترین راه برای ترک سیگار را به او نشان دهیم، دوباره به عمل قبلی خودش باز خواهد گشت. شکل گرفتن باورهای عمیق و درست مهم‌ترین چیزی است که در موفقیت برای رسیدن به تناسب اندام نیاز دارید.

دستگیری سردسته قاتلان زنجیره‌ای

افسانه کالری

علم و تکنولوژی از ۵۰ سال پیش به‌شدت پیشرفت کرده است. برای برقراری ارتباط از نامه استفاده می‌شد، اما امروزه پیامک و ایمیل جای آنها را گرفته. از ۵۰ سال پیش تاکنون در هر علم قابل‌تصوری پیشرفت‌های شگفت‌انگیزی رخ‌داده، اما در تغذیه هنوز به مردم توصیه‌هایی داده می‌شود که تغییری نسبت به توصیه‌های ۵۰ سال پیش نداشته است در حالی که ۵۰ سال پیش بسیار اندک در مورد عملکرد بدن می‌دانستیم. ۵۰ سال است مردم «سعی می‌کنند» به همان توصیه‌های قدیمی عمل کنند و این در حالی است که این توصیه‌ها نه‌تنها نتوانسته‌اند مشکلی را حل کنند، بلکه چاقی و بیماری‌های مرتبط با آن به سریع الرشدترین بحران سلامت در دنیا تبدیل شده است. پس وقتش است به افسانه‌ی اهمیت مقدار کالری‌ها پایان دهیم و راه‌حل جدید را جایگزین کنیم.

دستگیری مجرم اصلی

اگر تا حالا قانع شده‌اید که چاق شدن به دلیل زیاد خوردن و کم‌تحرکی نیست، وقت آن است به داخلِ بدن نگاهی بیندازیم و ببینیم چه چیزی مسئول کنترل ذخایر چربی است و چرا واقعاً چاق می‌شویم.

هم‌اکنون هر وزنی که دارید به چند چیز مربوط است:

۱- ژنتیکتان؛ که متأسفانه برای تغییرش کاری از دستتان برنمی‌آید. البته نقش ژنتیک در چاق شدن کمتر از چیزی است که فرض می‌شود.

۲- توازن هورمون‌هایتان و واکنش سلول‌ها و اعضای بدن به هورمون‌ها

۳- عوامل اپی‌ژنتیک، میزان التهابات بدن و توازن باکتری‌های روده.

۴- عواملی مانند خواب، زمان‌های خوردن، استرس، میزان شادی و عوامل رفتاری، شرایط آب‌وهوایی و داروهایی که مصرف می‌کنید غیره.

چرا بدن چربی ذخیره می‌کند؟

ارنست ورتایمر، بیوشیمیست آلمانی، که به پدر حوزه سوخت‌وساز چربی‌ها در بدن، معروف است این‌گونه توضیح می‌دهد. در هر شبانه‌روز بخش عمده انرژی لازم برای سلول‌های بدن توسط چربی‌ها تأمین می‌شود. وقتی غذایی می‌خورید که از چربی، پروتئین و کربوهیدرات‌ها تشکیل‌شده، چربی‌ها مستقیم به سلول‌های چربی می‌روند و در آنجا به‌صورت موقت می‌مانند. کربوهیدرات‌ها بعد از هضم به‌صورت قند گلوکز در خونِ آزاد می‌شوند و قند خون بالا می‌رود (قند فروکتوز کربوهیدرات خاصی است که بعداً به آن خواهم پرداخت). مقداری از موادی که خورده‌اید فوراً برای تأمین انرژی مصرف می‌شوند. مقدار بسیار کمی از کربوهیدرات‌ها هم در سلول‌های عضلات به‌صورت گلیکوژن ذخیره می‌شوند. گلیکوژن‌ها مولکول‌های بزرگی هستند که از ترکیب تعدادی قند گلوکز به وجود می‌آیند. بقیه مواد غذایی به‌صورت چربی، در سلول‌های چربی به‌صورت موقت ذخیره می‌شوند. بدن شما پس از غذا ابتدا به مصرف گلوکز می‌پردازد، با گذر زمان وقتی قند خون کاهش پیدا می‌کند بدن شروع به مصرف چربی‌ها به‌عنوان انرژی می‌کند و انرژی لازم در بین وعده‌های غذایی و

زمانی که چیزی نمی‌خورید را تأمین می‌کند.

سلول‌های چربی مثل کیف پول هستند

بگذارید با مثالی نکته را روشن کنم. ذخایر چربی‌ها مانند کیف پولتان هستند. فرض کنیم هرروز صبح به بانک مراجعه می‌کنید و مقداری پول از بانک گرفته در کیف پولتان قرار می‌دهید. برای تأمین خرج‌هایتان در طول شبانه‌روز از این کیف پول استفاده می‌کنید و هر بار که پول‌های درون کیفتان از حدی کمتر می‌شود، دوباره به بانک مراجعه می‌کنید و کیفتان را پر می‌کنید. کیف پولتان یک ذخیره موقت است برای اینکه مجبور نشوید برای هر خرج کوچک ابتدا به بانک مراجعه کنید.

هر بار که غذا می‌خورید مقداری چاق‌تر می‌شوید و بدنتان به‌صورت موقت چربی ذخیره می‌کند. تا هر بار که بدن می‌خواهد انرژی مصرف کند مجبور نشوید غذا بخورید و مجبور نباشید کل روز را مدام غذا بخورید. در یک بدن سالم در بین وعده‌های غذایی این چربی‌های ذخیره‌شده کم‌کم آزاد می‌شوند، و لاغرتر می‌شوید. اگر سطح ذخایر چربی‌هایتان از حدی کمتر شد، بدن با ترشح هورمون‌های گرسنگی به شما می‌گوید وقت مراجعه به بانک است و شما باید دوباره غذا بخورید. این چرخه در هر شبانه‌روز تکرار می‌شود.

به دلیل همین مکانیزم است که حتی در خواب، زمانی که چندین ساعت چیزی نمی‌خورید بدنتان می‌تواند انرژی لازم برای سلول‌ها را تأمین کند و مجبور نیستید از خواب بیدار شوید و برای تأمین انرژی چیزی بخورید. هر چه مدت‌زمان بیشتری از آخرین وعده غذایی‌تان بگذرد بدنتان مقدار کمتری از قندها می‌سوزاند و بیشتر و بیشتر از چربی‌ها مصرف می‌کند. درواقع پس از ۲۴ ساعت نخوردن بدنتان تقریباً تمام انرژی خود را از چربی‌ها تأمین می‌کند.

سلول‌های چربی، انباری نیستند

بسیاری فکر می‌کنند چربی‌ها مانند انباری زیرزمین خانه هستند، که بدن هر کالری و انرژی‌ای را که لازم ندارد، برای روز مبادا داخل آن می‌ریزد. این دید نسبت به کارکرد بدن کاملا اشتباه است.

هر زمان که چیزی می‌خورید، مقداری چربی ذخیره می‌کنید و هر زمان که در حال خوردن نیستید آن چربی‌ها انرژی بدنتان را تأمین می‌کنند. همان‌طور که هرکسی دوست دارد همیشه حداقل یک مقدار خاصی پول در کیفش داشته باشد، بدن افراد هم با توجه به شرایط هورمونی داخلی بدن تمایل دارد مقدار خاصی چربی ذخیره‌شده حفظ کند.

دکتر آلبرت رونالد، فیزیولوژیست مطرح سویسی و از پیشگامان تحقیق در رابطه با چربی‌ها این‌گونه می‌گوید: «سلول‌های چربی در بدن از بخش‌های اصلی و فوق‌العاده مهم در چرخه تأمین انرژی بدن هستند. چربی‌ها از اصلی‌ترین مکانیزم‌های بقای انسان هستند و بدون چربی‌ها مجبور بودیم تمام ساعت‌های روز را غذا بخوریم». بعداً خواهید دید سلول‌های چربی در بدن فوق‌العاده مهم هستند و حتی مهم‌تر از سلول‌های عضلات و دیگر بافت‌ها و در شرایط خاص بدن حاضر است عضله‌سوزی کند ولی چربی‌ها را نگه دارد.

سلول‌های چربی ناکارآمد

اگر فردی لاغر است دلیلش این است که سلول‌های چربی‌اش به‌راحتی می‌توانند انرژی غذاها را ذخیره و در بین وعده‌های غذایی آزاد کنند. افراد لاغر وقتی غذا می‌خورند، کالری‌های اضافه به‌راحتی در سلول‌های چربی‌شان ذخیره می‌شوند و در بین وعده‌های غذایی، این چربی‌های ذخیره‌شده به‌راحتی آزاد می‌شوند تا انرژی سلول‌ها را تأمین کنند. بدن افراد لاغر نیازی ندارد مقدار زیادی چربی ذخیره کند، چون همان مقدار کم چربی ذخیره‌شده کافی است تا بتواند سوخت لازم برای بدن را در بین وعده‌های غذایی تأمین کند.

اگر فردی چاق است به این دلیل است که سلول‌های چربی‌اش در آزاد کردن چربی‌های ذخیره‌شده در زمان‌های نیاز ناکارآمد هستند. زمانی که غذا می‌خورند، غذا درون سلول‌های چربی‌شان ذخیره می‌شود ولی بدنشان در بین وعده‌های غذایی چربی‌های ذخیره‌شده را بسیار آهسته آزاد می‌کند، و گاهی حتی آزاد نمی‌کند. در این حالت بدن در تأمین انرژی لازم سلول‌ها دچار مشکل می‌شود و مجبور است اول میزان مصرف انرژی و سوخت‌وساز را کاهش دهد. با کاهش سوخت‌وساز بدن،

کارایی بدن بسیار کم می‌شود و زود خسته می‌شوند، زیرا که بدن انرژی لازم برای فعالیت را ندارد. از طرفی بدن مجبور است به‌نوعی انرژی لازم برای سلول‌ها را تأمین کند، بنابراین بدن با ترشح هورمون‌های گرسنگی مجبورشان می‌کند که پرخوری کنند. بدن افراد چاق «انرژی دزدی» دارد که باید درمان شوند.

انرژی دزدی

اگر اضافه‌وزن دارید، یعنی درحالی‌که هنوز مقدار بسیار زیادی چربی در بدن دارید، بدن نمی‌تواند از چربی‌ها استفاده کند و شما گرسنه می‌شوید و مجبورید بیش از نیاز بخورید تا ترشح هورمون گرسنگی قطع شود و هورمون سیری ترشح شود. چاقی به دلیل پرخوری نیست، بلکه پرخوری، نتیجه این است که بدن شما مقدار زیادی از انرژی‌ای که ذخیره کرده است را نمی‌بیند و با ترشح هورمون گرسنگی، شما را مجبور به خوردن می‌کند. بدن افراد چاق چربی‌های اضافه‌ای را در سلول‌های چربی ذخیره می‌کند تا سلول‌های چربی بتوانند به‌راحتی انرژی لازم را آزاد کنند، این مقدار در برخی افراد چند کیلو است و در برخی افراد دیگر مقدار بسیار بیشتری.

بگذارید کلمه‌ای را اختراع کنیم و در ادامه کتاب از آن واژه استفاده کنیم. «انرژی دزدی»ی سلول‌ها دلیل چاق شدن افراد است. سلول‌های چربی افراد چاق «انرژی دزدی» دارند، یعنی مقداری از انرژی‌هایی که ذخیره می‌کنند را هرگز پس نمی‌دهند.

در اینجا مجبورم برای توضیحاتم کمی از زبان علمی استفاده کنم که شاید فهمش کمی سخت باشد، اما قول می‌دهم بعد از خواندن این بخش کتاب، اصلی‌ترین عاملی که شما را چاق می‌کند و هر نکته مرتبط با آن را یک‌بار برای همیشه درک کنید. نهایت سعی‌ام را می‌کنم که با مثال‌هایی که با مثال‌هایی، فهم این نکات علمی را راحت‌تر کنم و از پرداختن به جزئیات فنی بپرهیزم.

افرادی وجود دارند که ۵۰ کیلو چربی در بدن ذخیره دارند (۱۰–۱۵ کیلو را به‌عنوان چربی عادی فرض می‌کنیم و ۳۵ کیلو اضافه‌وزن). ۵۰ کیلو چربی، هر کیلو چربی ۸۰۰۰ کالری، در کل حدود ۴۰۰ هزار کالری انرژی ذخیره‌شده در بدن دارند. این مقدار انریی، معادل انرژی لازم برای بیش از ۴۰۰۰ کیلومتر دویدن است. این افراد به‌اندازه‌ی نیاز ۲۰۰ روز انرژی ذخیره دارند. پس چرا باز دقیقاً مانند بقیه افراد

گرسنه می‌شوند؟ چرا؟ چون سلول‌های چربی بدنشان «انرژی دزدی» دارد و بدنشان قادر نیست از این انرژی‌های ذخیره‌شده استفاده کند.

گلوکز، قندخون و انسولین

کربوهیدرات‌ها بخش عمده‌ای از غذای امروزه مردم را تشکیل می‌دهند. مواد غذایی دارای گلوکز، مثل قند و شیرینی و مواد غذایی دارای نشاسته مثل برنج، نان و سیب‌زمینی و سبزی‌ها جز کربوهیدرات‌ها هستند.

وقتی غذایی شامل کربوهیدرات می‌خورید، درنهایت پس از هضم غذا این مواد به قند گلوکز شکسته می‌شوند و وارد خون می‌شوند و قند خون بالا می‌رود. قند بالا در خون برای انسان یکی از کشنده‌ترین سم‌ها است. وقتی قند خون بالا می‌رود، قند باید در حداکثر ۷-۸ دقیقه از خون جمع‌آوری و درجایی ذخیره شود.

در بدن گلوکز به‌صورت مولکول‌های گلیکوژن ذخیره می‌شوند. گلیکوژن مولکول نسبتاً بزرگی است که از ترکیب چند گلوکز به وجود می‌آید. بدن انسان تنها می‌تواند مقدار بسیار کمی از گلوکز را به‌صورت گلیکوژن در سلول‌های عضلانی ذخیره کند. مقدار اندکی هم قند در کبد ذخیره می‌شود. در بدن جای زیادی برای ذخیره کردن قندها وجود ندارد.

انسولین هورمونی است که برای مهار و ذخیره‌سازی قند خون ترشح می‌شود. آن‌قدر در بدن مهم است که قند خون به‌سرعت بعد از غذا کاهش پیدا کند، که تحقیقات نشان داده‌اند حتی با فکر کردن به یک ماده غذایی بدن شروع به ترشح انسولین می‌کند و خود را برای ذخیره‌سازی قندها آماده می‌کند. وقتی چیزی در دهان می‌گذارید انسولین بیشتری ترشح می‌شود و وقتی گلوکز در خون آزاد می‌شود مقدار بیشتری انسولین ترشح می‌شود.

باور نادرست: قندها سوخت اصلی بدن هستند!

بدن برای تأمین انرژی ابتدا سعی می‌کند قندها را مصرف کند، تا هم ذخایر گلوکز خالی شوند و جا برای ذخیره گلوکز جدیدی که از خوراکی‌ها وارد می‌شود باز

شود، و هم به کاهش قند خون کمک شود. بعدازاینکه قند خون و ذخایر گلیکوژنی سلول‌ها افت کرد، آن‌وقت بدن به مصرف چربی‌ها روی می‌آورد.

برخی به‌اصطلاح متخصصان به‌اشتباه فکر می‌کنند کربوهیدرات‌ها و گلوکز سوخت اصلی بدن هستند و بدن ترجیح می‌دهد کربوهیدرات و گلوکز مصرف کند. این افراد فکر می‌کنند چون در بدن گلوکز اول از همه مصرف می‌شود بدن تمایلی به مصرف چربی به‌عنوان سوخت ندارد، ازاین‌رو به مردم توصیه می‌کنند که بهتر است انرژی خود را از منابع کربوهیدرات تأمین کنند و مصرف چربی را کاهش دهند. درصورتی‌که امروزه می‌دانیم این طرز فکر نه‌تنها اشتباه است بلکه دقیقاً برعکس واقعیت است. بدن فقط به دلیل سمی بودن گلوکز در خون است که سعی می‌کند آن‌ها را سریع‌تر مصرف کند و از خون حذفشان کند.

هورمون‌ها و آنزیم‌ها

بدن با ترشح هورمون‌ها شرایط داخلی بدن را تغییر می‌دهد. هر هورمون به تک‌تک اعضای بدن می‌گوید که باید در چه شرایطی قرار بگیرند. مثلاً وقتی هورمون آدرنالین ترشح می‌شود، به بدن می‌گوید، باید در شرایطی قرار بگیرد که انرژی بیشتری آزاد کند، چون شرایط طوری است که احتمالاً به انرژی زیادی نیاز خواهیم داشت. هورمون‌ها یا به‌طور مستقیم روی گیرنده‌های سلول‌ها عمل می‌کنند و یا با استفاده از آنزیم‌ها کار می‌کنند. آنزیم‌ها از هورمون‌ها دستور می‌گیرند تا کارهای خاصی را در سلول‌ها انجام دهند. مثلاً ترشح هورمون آدرنالین به آنزیم‌هایی به نام HSL دستور می‌دهد که چربی بیشتری آزاد کنند. برخی سلول‌ها نسبت به برخی هورمون‌ها حساس‌تر هستند و برخی حساسیت کمتری دارند و به همین نسبت به دستورهای هورمون‌ها گوش می‌دهند.

چربی در بدن

چربی در بدن به دو شکل چربی قهوه‌ای و چربی سفید وجود دارد.

هرچه چربی قهوه‌ای بیشتری در بدن داشته باشید و فعالیت این چربی‌ها بیشتر

باشد لاغرتر خواهید شد ولی فعلاً پرداختن به این نوع چربی‌ها، خارج از بحث ما هستند. چربی‌های سفید، همان چربی‌هایی هستند که دوست دارید از شرشان خلاص شوید.

چربی‌های سفید در بدن به دو شکل وجود دارد:

۱-   اسیدهای چرب آزاد FFA

۲-   تری گلیسیرید TG

بدن برای تأمین انرژی خود از اسیدهای چرب آزاد استفاده می‌کند و برای ذخیره کردن چربی از تری گلیسیرید استفاده می‌کند. اسیدهای چرب آزاد، همان‌طور که از اسمشان معلوم است به‌صورت آزادانه می‌توانند در خون جریان پیدا کنند و وارد سلول‌ها شوند و از سلول‌ها خارج شوند. پس بدن می‌تواند برای تأمین انرژی خود از اسیدهای چرب آزاد استفاده می‌کند. تری‌گلیسیریدها مولکول‌های بزرگی هستند که از ترکیب سه اسید چرب آزاد و یک مولکول گلیسیرول تشکیل می‌شوند. در سلول‌های چربی، چربی به‌صورت تری گلیسیرید ذخیره می‌شود. تری گلیسیریدها مولکول‌های بسیار بزرگی هستند که نمی‌توانند به‌خودی‌خود از غشای سلول‌ها خارج شوند و به‌عنوان سوخت مصرف شوند و باید ابتدا به تکه‌ها اسید چرب شکسته شوند و بعد از سلول خارج شوند. همچنین برای اینکه چربی در سلول‌ها ذخیره شوند، چربی به فرم اسید چرب وارد سلول‌های چربی می‌شود و در آنجا به تری‌گلیسیرید تبدیل و ذخیره می‌شود.

هر چیزی که باعث شود تری‌گلیسیریدها شکسته شوند و اسیدهای چرب بیشتری از سلول‌های چربی آزاد شوند و به‌صورت انرژی مصرف شوند، شما را لاغر می‌کند. هر چیزی که باعث شود اسیدهای چرب بیشتری به‌صورت تری گلیسیرید در سلول‌های چربی ذخیره شوند، شما را چاق می‌کند. اضافه‌وزن اختلال توازن این دو مکانیزم است.

اسباب‌کشی

می‌توان تری‌گلیسیریدها را به وسایل بزرگ خانه تشبیه کرد. اگر قرار باشد

یک تخت خواب بزرگ را از خانه‌ای به خانه دیگری منتقل کنید. تخت بزرگ را نمی‌توانید از در خارج کنید یا داخل ببرید بنابراین ابتدا تخت را به تکه‌های کوچکش تقسیم می‌کنید و بعد از اینکه تکه‌ها را به خانه دوم منتقل کردید آنجا دوباره تکه‌ها را سرهم می‌کنید. اسیدهای چرب تکه‌های کوچک شده تری‌گلیسیریدها هستند که به راحتی می‌توانند از سلول‌های چربی آزاد شوند و در سلول‌های اندام دیگر به‌صورت انرژی مصرف شوند. این تکه‌تکه کردن تری گلیسیریدها و انتقال آن‌ها به داخل سلول‌ها و بعد سرهم کردن تکه‌ها را آنزیمی به نام لیپوپروتئین لیپاز یا LPL انجام می‌دهد.

انسولین

انسولین در بدن یک هورمون ذخیره‌ساز است. وظیفه‌اش این است که مواد غذایی‌ای که می‌خورید و بعد از هضم شدن وارد خون می‌شوند، را در سلول‌ها ذخیره کند.

وقتی قند خون بالا می‌رود وظیفه اصلی انسولین این است که این گلوکزها را از خون جمع کند و درجایی ذخیره کند و قند خون را در اسرع وقت کاهش دهد. انسولین در واکنش به خوردن کربوهیدرات‌ها ترشح می‌شود. مقادیر زیادی از پروتئین نیز می‌توانند باعث ترشح انسولین می‌شود، اما ازآنجایی‌که باید مقدار بسیار زیادی پروتئین بخورید تا مقدار کمی انسولین ترشح شود، برای ساده شدن صحبت‌ها می‌توانیم از تأثیر پروتئین بر انسولین چشم‌پوشی کنیم. استرس هم می‌تواند باعث بالا رفتن انسولین شود که به آن هم خواهیم پرداخت.

انسولین مهم‌ترین هورمونی است که در بدن مشخص می‌کند که سلول‌ها باید برای تأمین انرژی خود از قند و گلوکز استفاده کنند یا از چربی. وظیفه اصلی انسولین تقسیم و کنترل سیستم سوخت و تأمین انرژی بدن است.

پس از خوردن غذا انسولین ابتدا سعی می‌کند که گلوکز را در سلول‌های عضله ذخیره کند. انسولین به تک‌تک سلول‌ها سر می‌زند و سعی می‌کند مواد غذایی را به سلول‌ها برساند، وقتی تمام سلول‌ها پر شدند و یا از «قبول مواد غذایی امتناع کردند»، با کمک آنزیمی به نام «لیپوپروتئین لیپاز» مواد غذایی را به‌صورت چربی

در سلول‌های چربی ذخیره کند. وظیفه «لیپوپروتئین لیپاز» این است که ۱- چربی‌ها را در سلول‌ها ذخیره کند و ۲- «چربی‌ها را درون سلول‌های چربی زندانی کند».

لیپوپروتئین لیپاز – LPL

لیپوپروتئین لیپاز، یا به‌صورت کوتاه «ال پی ال»، آنزیمی است که وظیفه ذخیره چربی در سلول‌ها را به عهده دارد. این آنزیم بر سطح سلول‌ها قرار می‌گیرد و تری‌گلیسیرید را از خون جمع می‌کند و آن‌ها را به اسیدهای چرب می‌شکند و داخل سلول می‌برد و در آنجا ذخیره می‌کند. اگر این آنزیم بر روی سلول‌های عضلات فعال شود، به چربی‌سوزی کمک می‌کند و اگر بر سلول‌های چربی فعال شود، به چاق شدن بدن می‌انجامد. همان‌طور که در مثال اسباب‌کشی توضیح دادم ال‌پی‌ال نقش جدا کردن تکه‌ها و انتقال به داخل سلول و سرهم کردن تکه‌ها را بر عهده دارد.

انسولین متهم ردیف اول افزایش چربی

زمانی که انسولین ترشح می‌شود، «ال پی ال» را بر روی سلول‌های چربی فعال می‌کند و بدن را وارد حالتی می‌کند که چربی‌ها را در سلول‌های چربی ذخیره و زندانی کند. ترشحِ انسولین چربی‌سوزی و مصرف چربی‌ها برای انرژی را قطع می‌کند. دلیلش کاملاً واضح است، انسولین زمانی ترشح می‌شود که مواد غذایی جدیدی وارد بدن شده یا قندخون بالا رفته باشد و بدن در فاز ذخیره‌سازی باشد. بنابراین وقتی مقدار زیادی انرژی در دسترس است و اولویت بدن با مصرف گلوکز و کاهش قندخون است، هیچ نیازی وجود ندارد که بدن از ذخایر چربی خود استفاده کند.

در بدن افراد لاغر و در یک بدن سالم، بدن برای ذخیره‌سازی گلوکز مقدار کمی انسولین ترشح می‌کند و پس‌ازاینکه عمل ذخیره‌سازی انجام شد، انسولین سریع فروکش می‌کند. در طول روز وقتی انرژی مصرف می‌کنید، چربی‌های ذخیره‌شده به‌تدریج به‌صورت «اسیدهای چرب آزاد» از سلول‌های چربی آزاد و وارد خون می‌شوند و به سلول‌های عضله می‌رسند و در آنجا برای تولید انرژی مصرف می‌شوند. این روند مصرف چربی‌ها تاجایی ادامه پیدا می‌کند که، ذخایر چربی‌ها از حدی کمتر

شوند در این حالت بدن با ترشح هورمون‌های گرسنگی به شما می‌فهماند که وقت آن است که ذخایر خود را دوباره شارژ کنید. مثال کیف پول را یادتان هست؟

شروع اتفاقات بد

اتفاق بدی که می‌افتد و باعث چاقی می‌شود این است: وقتی چیزی می‌خورید که قند زیادی در بدن آزاد می‌کند، اگر سلول‌های عضله به‌اندازه کافی ماده غذایی ذخیره‌شده در خود داشته باشند و پر باشند، وقتی انسولین به سلول‌های اندامتان سر می‌زند تا به آن‌ها مواد غذایی برساند، سلول‌ها از قبول ماده غذایی جدید خودداری می‌کنند و به انسولین می‌گویند که نیازی به ماده غذایی ندارند. اگر یادتان باشد گفتیم که قند در خون یکی از خطرناک‌ترین سم‌ها و این علاوه بر خون، در سلول‌های دیگر هم صدق می‌کند و عضلات فقط می‌توانند مقدار کمی قند ذخیره کنند و از قبول مقدار بیشتر امتناع می‌کنند.

به‌مرور سلول‌ها نسبت به انسولین مقاوم می‌شوند. درنهایت اگر مقاومت سلول‌ها به انسولین خیلی زیاد شود به دیابت تبدیل می‌شود. وقتی سلول‌های عضلات به انسولین مقاوم می‌شوند، بدن برای ذخیره‌سازی انرژی نیاز پیدا می‌کند که انسولین بیشتری ترشح کند. چون با مقدار قبلی انسولین، انرژی لازم به سلول‌ها نمی‌رسد و سلول‌ها انرژی کافی ندارند، در این حالت مدام خسته و بی‌حال می‌شوید، درست مانند این است که سلول‌ها با ظرفیت ۶۰ درصد کار می‌کنند. هر چه انسولین بیشتری ترشح شود، مدت‌زمان بیشتری در خون می‌ماند و سطح انسلین در خون به کندی افت می‌کند. در این حالت بااینکه قند خون پایین آمده و بدن باید وارد فاز مصرف چربی شود، اما هنوز انسولین بالا است و همان‌طور که گفتیم تا وقتی بدن در فاز ذخیره‌سازی قرار داشته باشد هیچ چربی‌سوزی نخواهیم داشت. اتفاق بالا باعث می‌شود بدن، بیشتر اوقات در فاز ذخیره‌سازی قرار داشته باشد و به ندرت در فاز چربی‌سوزی قرار گیرد، بنابراین فرد چاق‌تر می‌شود.

اگر موادی بخورید که به‌سرعت قند خون را بالا ببرند و از طرفی سلول‌های بدنتان به انسولین مقاوم شده باشند، مقدار خیلی زیادی انسولین ترشح می‌شود و زمان طولانی‌تری طول می‌کشد تا انسولین از خون جمع شود و لیپوپروتئین لیپاز

غیرفعال شود. در این حالت زود گرسنه می‌شوید؛ حتی وقتی مقدار زیادی انرژی در سلول‌های چربی به دام افتاده باشند. آن‌قدر سلول‌های چربی رشد می‌کنند و چاق می‌شوید تا جایی که سلول‌های چربی بتوانند دوباره مانند قبل انرژی آزاد کنند.

برای برقراری دوباره توازن آزادسازی چربی در بدن، برخی افراد شاید ۲ یا ۳ کیلو چاق شوند، برخی افراد ۱۰ کیلو و برخی بیشتر.

شما مقدار زیادی انرژی ذخیره کرده‌اید تا در بین وعده‌های غذایی از آن‌ها استفاده کنید. اما بالا بودن انسولین و فعال شدن LPL باعث می‌شود که نتوانید به آن‌ها دسترسی داشته باشید و بدن برای تأمین انرژی شما را مجبور می‌کند گرسنه شوید، بیشتر بخورید و کم انرژی مصرف کنید و آن مقداری که برای مصرف بین وعده‌های غذایی ذخیره‌شده بودند همان‌جا دست‌نخورده می‌مانند. درواقع افرادی که بدنشان در حال چاق شدن است بیجا گرسنه می‌شوند و مجبور می‌شوند پرخوری کنند. پرخوری ناشی از نیاز درونی بدن آن‌ها است.

بدن افراد چاق در واکنش به کربوهیدرات‌ها انسولین زیادی ترشح می‌کند.

در واقع افراد، چاق می‌شوند چون بدنشان نمی‌تواند انرژی آزاد کند.

بدن افراد چاق «انرژی دزدی» دارد. سلول‌های چربی‌شان بخشی از غذایی که می‌خورند را پس نمی‌دهند. مشکل افراد با اضافه وزن این است که قبل از اینکه بدنشان وارد فاز چربی‌سوزی شود، انرژی کم می‌آورند و گرسنه می‌شوند. چاقی یک بیماری هورمونی است، نه مشکل تنبلی و بی‌اراده بودن.

با پرخوری چاق نمی‌شوید.

بلکه بدن شما وقتی چاق می‌شود و مقداری چربی را در سلول‌های چربی زندانی می‌کند و پس نمی‌دهد، شما بعداً، برای تأمین انرژی مورد نیاز کارهای روزانه مجبور به بیش‌خوری می‌شوید. پرخوری نتیجه این است که بدنتان کمی چاق‌تر شده است.

حل معماهای تغذیه

اکنون می‌توانیم بسیاری از سؤالاتی را که با نظریه‌های قبلی به تناقض می‌رسیدند، پاسخ دهیم. اکنون وقت آن است که تکه‌های پازل را کنار هم بچینیم و سرنخ‌ها را با دقت بیشتری بررسی کنیم تا تصویر روشن‌تری بدست آید.

چرا وزن بر اعداد خاصی ثابت می‌ماند؟

افراد چه چاق باشند چه لاغر معمولاً وزنشانِ روی عدد خاصی قرار دارد. اگر طی مدت کوتاهی پرخوری کنند، وزنشان موقتاً بالا می‌رود ولی درنهایت دوباره به همان عدد قبلی برمی‌گردد. افراد لاغری که سعی می‌کنند به‌زور چاق شوند، مانند مثال زندانی‌هایی که قبلاً بررسی کردیم، بعد از مدتی دوباره به همان وزن ثابت همیشگی برمی‌گردند. افرادی هم که مدتی رژیم می‌گیرند و لاغر می‌شوند، پس‌ازاینکه به زندگی عادی برمی‌گردند دوباره چاق می‌شوند و معمولاً به همان وزن قبلی برمی‌گردند. یا اگر افراد چاق به دلیل بیماری در چند هفته مقداری وزن کم کنند، به محض تمام شدن بیماری دوباره به همان عدد قبلی برمی‌گردند. سؤال مهم من این است، این افراد چرا دوباره به همان وزن قبلی برمی‌گردند و نه عدد دیگری؟

افرادی که چاق می‌شوند، معمولاً پرخوری می‌کنند و چاق می‌شوند و سال‌های سال بر روی یک عدد خاصی می‌مانند. بدون توجه به اینکه زیاد بخورند یا کم‌تحرکی

کنند یا زندگی‌شان چه تغییر کند، وزنشان حدوداً روی عددی خاص ثابت می‌ماند. چه چیزی باعث می‌شود فردی که به‌عنوان مثال ۳۰ کیلو اضافه‌وزن دارد، ۱۰ سال همان ۳۰ کیلو اضافه‌وزن را داشته باشد و به ۳۵ کیلو یا ۲۵ کیلو تبدیل نشود؟ حتی در افرادی که هیچ توجهی به رژیم ندارند و ۳۰ کیلو اضافه‌وزن پیداکرده‌اند، گاهی تا آخر عمر با همان اضافه‌وزن ادامه می‌دهند. در بدنشان چه تغییر و تحولی رخ‌داده است که الآن می‌تواند با دقت یکی دو کیلو، سال‌های سال این وزن را حفظ کنند؟ پس چرا زمانی که درحال چاق شدن بودند و به ۳۰ کیلو اضافه‌وزن رسیدند بدنشان نمی‌توانست اضافه شدن چربی را مدیریت کند؟ اگر به این راحتی می‌توانند سال‌های سال وزن خود را کنترل کنند، پس کاهش وزن برایشان باید خیلی ساده باشد کافی است روزی چند گرم کمتر بخورند. پس چرا نمی‌توانند اضافه‌وزن خود را به ۲۵ کیلو برسانند؟

به هم چسباندن تکه‌های پازل

اگر به مثال آمار FDA برگردیم، مثالی که نشان می‌داد مردم روزانه ۵۶۰ کالری بیشتر می‌خورند ولی به‌طور متوسط فقط ۹ کیلو چاق شده‌اند، می‌بینیم که افراد تا جایی که بدنشان نیاز داشته چاق شده‌اند و از آن به بعد حتی باوجود اینکه در طی سال‌ها میلیون‌ها کالری بیش از نیازشان می‌خوردند، بدنشان چاق‌تر نمی‌شود و معمولا سال‌ها سر یک وزن ثابت، می‌مانند، بدون اینکه خودشان کنترل کنند. این موضوع به‌وضوح نشان می‌دهد که زیاد خوردن به‌هیچ‌وجه مجرم چاقی نیست.

لازم است یادآوری کنم که «مقدار» و تعداد کالری‌های سوزانده شده و تعداد کالری‌های خوردن نیست که مهم است، بلکه اختلاف این دو عدد است و اگر فقط روزی ۳ گرم بیشتر بخورید و بدن سوخت‌وساز را خودبه‌خود تنظیم نکند، هرسال بیش از یک کیلو چاق‌تر می‌شوید.

چه چیزی این عدد جادویی را تعیین می‌کند؟ چرا افرادی که با تلاش فراوان لاغر می‌شوند دوباره دقیقاً به همان وزن قبلی برمی‌گردند و نه عددی دیگر؟

این عدد دقیقاً همان مقدار چربی‌ای است که بدن نیاز دارد که ذخیره کند تا بتواند دوباره به‌طور کارآمد در بین وعده‌های غذایی انرژی آزاد کند. گفتیم که یکی

از وظایف لیپوپروتئین لیپاز و انسولین این است که چربی‌ها را درون سلول‌های چربی نگه دارد. وقتی مقدار چربی‌های ذخیره‌شده در سلول‌های چربی کم باشد، لیپوپروتئین لیپاز آن‌ها را درون سلول‌ها زندانی می‌کند و بدن نمی‌تواند از آن‌ها برای تأمین انرژی لازم در بین وعده‌های غذایی استفاده کند. اما وقتی سطح چربی‌های ذخیره‌شده در سلول‌های چربی به یک حد لازم برسند، مقدار انسولین و لیپوپروتئین لیپاز ترشح‌شده در بدن، دیگر در حدی نیست که بتواند تمام چربی‌ها را زندانی کند. بنابراین مقداری از این چربی‌ها در بین وعده‌های غذایی آزاد می‌شوند و بدن می‌تواند دوباره مانند قبل از انرژی چربی‌ها استفاده کند و چرخه انرژی‌رسانی بدن دوباره به‌درستی برقرار می‌شود. این حد از ذخایر چربی که بدن به آن نیاز دارد تا بتواند از آن به بعد، ذخایر چربی را آزاد کند، دقیقاً همان عددی است که افراد سال‌ها بر روی آن ثابت می‌مانند.

چربی‌های بادکنکی

می‌توان این موضوع را به مقدار باد یک بادکنک تشبیه کرد، اگر بادکنک باد کمی در خود داشته باشد، فشار هوا در حدی است که می‌توان آن را به‌راحتی در بادکنک محبوس کرد. اگر بادکنک باد بیشتری داشته باشد، فشار هوا به حدی می‌رسد که نیروی بیشتری برای محبوس کردن هوا لازم است و اگر این نیرو ثابت بماند، بادکنک می‌تواند مقداری از باد خود را بیرون دهد، تا جایی که به حالت کم‌باد برسد. در حالت کم‌باد، اگر بخواهیم بادکنک دوباره بتواند باد ذخیره و آزاد کند، مجبور هستیم آن را ابتدا با مقداری هوا پر کنیم.

وقتی سطح انسلین در افراد بالا باشد، بدن مجبور است ابتدا سلول‌های چربی را با مقداری چربی اضافه پر کند تا بتواند دوباره چربی ذخیره و آزاد کند.

اگر کسی سال‌هاست که ۱۵ کیلو اضافه‌وزن دارد، این یعنی سطح هورمونی بدنش طوری است که نیاز دارد ۱۵ کیلو چربی ذخیره‌شده داشته باشد تا از آن به

بعد بتواند در مواقع لزوم چربی آزاد کند. اگر فرد رژیم بگیرد و چربی‌هایش را «با تلاش» به کمتر از ۱۵ کیلو برساند، وقتی رژیم تمام شود، بدن شروع به ذخیره کردن چربی می‌کند تا دوباره بتواند ذخایرش را به حدی که نیاز است برساند. اگر هم روزی پرخوری کند و ذخایر بدن به بیش از ۱۵ کیلو برسد، بدن با افزایش میل به فعالیت و بالا بردن سوخت‌وساز و کاهش اشتها به فرد کمک می‌کند تا به‌طور خودکار وزنش دوباره به همان ۱۵ کیلو اضافه وزن برسد. به همین دلیل سال‌های سال فرد یک وزن ثابتی را حفظ می‌کند. تنظیم خودکار سوخت‌وساز بدن چیزی است که باعث می‌شود هرگز نتوانید با کم خوردن به صورت پایدار لاغر شوید.

آنچه این عدد را تعیین می‌کند مقدار خوردن و میزان فعالیت نیست، بلکه نوع تنظیمات و سطح هورمونی و آنزیم‌های بدن است. مهم‌ترین چیزی که روی هورمون‌ها تأثیر می‌گذارد کیفیت چیزی است که می‌خورید نه مقدار خوردن.

دامداران چگونه حیوانات خود را چاق می‌کنند؟

خب زمان آن رسیده که از معماهای مطرح‌شده درس‌های مهمی را بیاموزیم. پیش‌تر گفتیم که بدن حیوانات به‌صورت طبیعی می‌تواند میزان سوخت‌وساز و غذایی که می‌خورند را تنظیم کند و هرگز بیش از مقداری که لازم است، چاق‌تر نمی‌شوند. اما دامداران و گاوداران دوست دارند تا جای ممکن حیوانات خود را چاق کنند تا سود بیشتری ببرند. این کار را چگونه انجام می‌دهند؟

مسلما با کم کردن تحرک نمی‌توانند حیوان را چاق کنند. گاو و گوسفندی که در طبیعت هرروز کیلومترها پیاده‌روی می‌کنند در گاوداری بااینکه تحرک ندارند، باز چاق نمی‌شوند. گاوها همواره دقیقاً به‌محض اینکه بدنشان دستور دهد از خوردن دست می‌کشند، حتی اگر مقدار بسیار زیادی غذا جلویشان باشد وسوسه نمی‌شوند که بیشتر بخورند، بنابراین نمی‌توان با پذیرایی غذای بیشتر، گاوها را چاق کرد.

گاوداری‌ها برای چاق کردن حیوانات، نوع و کیفیت غذای حیوانات را تغییر می‌دهند. کافی است نوع غذای گاوها را به ذرت، گندم، نان خشک، بلوط یا هر کربوهیدرات ارزان و زود جذب تغییر دهید، با این کار انسولین زیادی در بدنشان ترشح می‌شود. دامداران اینگونه تنظیمات خودکار بدن دام‌ها را به هم می‌ریزند، و

دام‌ها به‌سادگی چاق‌تر می‌شوند. مثالی واضح‌تر از این نمی‌توانم بیارم تا مطئمن شوید، میزان تحرک یا میزان خوردن نیست که کسی را چاق و لاغر می‌کند، بلکه نوع غذایی که می‌خورد. کالری شماری و دکترهای تغذیه‌ای که کالری‌ها را مهم می‌دانند را فراموش کنید و به فکر بالا بردن کیفیت غذایتان باشید.

یادگیری از مثال‌های قبایل فقیر

اوایل کتاب از مثال‌های زیادی صحبت کردم که در آن‌ها افرادی که در فقر و قحطی بودند حتی باوجود اینکه کمتر از نیاز روزانه غذا به آن‌ها می‌رسید باز چاق می‌شدند. یا آماری که نشان می‌داد افراد ثروتمند تعداد کالری‌های بیشتری می‌خورند ولی نرخ چاقی در آن‌ها کمتر است.

این مثال‌ها را نمی‌شد با تئوری کنونی رایج «پرخوری و کم‌تحرکی باعث چاق شدن است» توجیه کرد. این افراد فقیرتر به این دلیل چاق نمی‌شوند که بیشترِ می‌خورند و کم فعالیت می‌کنند، آنها به این دلیل چاق می‌شوند که غذایشان عموماً از غذاهایی ارزان و کربوهیدراتی، مثل نان، برنج، ذرت و سیب‌زمینی و مواد قندی تأمین می‌شود و کیفیت غذاهایشان کم است.

این نکته بی‌نهایت مهم است، با خوردن غذای باکیفیت پایین حتی اگر کمتر از معمول بخورید، چاق می‌شوید. ولی خوردن غذای خوب، حتی باوجود زیاد خوردن فقط باعث می‌شود که خوش‌اندام‌تر شوید. رک بگم، این را اگر درک نکنید، تمام تلاش‌هایتان بیهوده است.

محل جمع شدن چربی

اگر باور داشته باشیم که جمع شدن چربی اضافه به دلیل «کم‌تحرکی و پرخوری و عدم توازن مصرف انرژی ما» است، سؤال بسیار مهمی مطرح می‌شود. چرا افراد چربی را درجاهای متفاوتی از بدن جمع می‌کنند. چرا جمع شدن چربی در افرادی که از شکم چاق شده‌اند به گفته پزشکان می‌تواند خطر حمله قلبی را به‌شدت بالا ببرد حال آنکه در فرد دیگری که چربی‌هایش در جاهای دیگر پراکنده شده این‌گونه

نیست. اگر هر دو حالت به دلیل زیاد خوردن صورت گرفته چرا درجاهای مختلفی جمع می‌شوند.

افرادی که به دلیل قرار گرفتن در شرایط پراسترس عصبی چاق می‌شوند معمولاً چربی بیشتری را در شکم خود جمع می‌کند. در زنان به دلیل تفاوت در هورمون‌های جنسی، ممکن است دو نفر، هر دو ۱۰ کیلو چربی در بدنشان داشته باشند و چربی در بدن یک نفر درجاهایی جمع شود که باعث زیبا شدن بدنش شود. اما در دیگری در ناحیه شکم جمع شود که باعث زشت شدن بدنش شود و همچنین خطر بیماری را به‌شدت بالا ببرد. هر دو نفر مسلماً بیشتر از نیازشان خورده‌اند و این بدیهی است. به این نکته عمیق فکر کنید.

این به‌وضوح نشان می‌دهد که هورمون‌ها و شرایط بدن و فعال شدن سلول‌های چربی در بعضی نقاط باعث می‌شود چربی در آن نقاط جمع شود و این یعنی «بیش خوری» دلیل خوبی برای چاقی نیست و باید در سطح سلولی و هورمونی به دنبال یک درمان باشیم. این نکات کاملاً واضح و بدیهی هستند، اما متأسفانه هنوز بسیاری به‌اصطلاح متخصص تغذیه وجود دارند، که چاقی را نتیجه زیاد خوردن و کم‌تحرکی می‌دانند. جمع شدن چربی در بدن به دلیل تغییرات هورمونی است و تنها راه درمانش ایجاد توازن در هورمون‌های بدن است.

تنها راهی که می‌توانید چربی را از جاهایی که باعث زشت شدن بدن می‌شود حذف کنید و از جاهایی که باعث زیباتر شدن بدن می‌شود چربی کمتری آب کنید، ایجاد توازن بین هورمون‌های جنسی است.

لیپوپروتئین حساس به هورمون – HSL

بعد از چند مثال و استراحت، دوباره وارد بحث علمی و هورمونی بشویم. آنزیم «لیپوپروتئین حساس به هورمون» یا HSL «اچ اس آل» آنزیمی حتی مهم‌تر و اثرگذارتر در چاق شدن است. مثال اسباب‌کشی را به یاد دارید؟ این آنزیم در درون سلول‌های چربی، تری‌گلیسیریدها را، که فرم ذخیره‌شده چربی هستند، به اسیدهای چرب آزاد می‌شکند. این اسیدهای چرب آزاد می‌توانند به‌راحتی از سلول‌های چربی خارج‌شده و در اندام‌ها به‌عنوان انرژی مصرف شوند. هر چه این آنزیم فعال‌تر باشد،

چربی‌های بیشتری برای سوزاندن در سلول‌هایمان در اختیار خواهیم داشت. فعال بودن این آنزیم نشان می‌دهد بدن تمایل به چربی‌سوزی دارد.

افزایش انسولین در خون، حتی به مقدار بسیار کم، باعث خاموش شدن کامل این آنزیم می‌شود و فرایند آزاد شدن چربی از سلول‌های چربی به‌صورت کامل متوقف می‌شود. وظیفه انسولین در بدن این است که انرژی به‌صورت چربی ذخیره شود و هیچ چربی‌ای برای مصرف شدن آزاد نشود. یعنی انسولین در کنار اینکه باعث ذخیره شدن چربی اضافه در بدن می‌شود، از سوزاندن چربی‌ها هم جلوگیری می‌کند.

کسانی که دنبال منبع و اطاعات عمیق‌تر در مورد سازوکار هورمون انسولین هستند، می‌توانند کتاب «فیزیولوژی پزشکی گایتون وهال» را مطالعه کنند.

گسترش انبارها

برای تولید هر تری گلیسیرید یا مولکول چربی ذخیره شونده، به یک مولکول گلیسیرول نیاز است. مولکول گلیسیرول در بدن از گلوکز به دست می‌آید. انسولین با کمک به فرایند تولید گلیسیرول از گلوکز مطمئن می‌شود که بدن بتواند اسیدهای چرب را به‌صورت تری‌گلیسیرید ذخیره کند تا از وارد شدن اسیدهای چرب به خون و چربی‌سوزی جلوگیری شود.

از طرفی وقتی سلول‌های چربی پر می‌شوند، بدن سعی می‌کند انبار ذخیره چربی‌های خود را بیشتر کند تا در صورت لزوم بتواند از انبار جدید استفاده کند. بدن برای گسترش انبارهای ذخیره چربی، سلول‌های چربی جدیدی تولید می‌کند. وقتی فردی از یک حد بیشتر چاق می‌شود سلول‌های چربی جدیدی در بدنش ساخته می‌شوند. این سلول‌های چربی هرگز از بین نمی‌روند. هر چه فردی تعداد سلول‌های چربی‌اش بیشتر باشد، رسیدن به تناسب‌اندام را برای فرد سخت‌تر است.

به‌طور خلاصه، انسولین باعث می‌شود چربی ذخیره کنید. در بدنی که انسولین وجود نداشته باشد ذخیره شدن چربی اضافه غیرممکن است. هرچیزی که باعث ترشح بیش‌ازحد انسولین شود، شما را چاق می‌کند. یادتان هست چه چیزی باعث

ترشح بیش‌ازحد انسولین می‌شد؟ زیاده‌روی در مصرف غذاهای پر کربوهیدرات، مخصوصاً غذاهایی با کربوهیدرات‌های کم کیفیت با سرعت جذب زیاد.

برای یک نمونه فوق‌العاده جالب از تاثیر انسولین بر ساخت سلول‌های جدید چربی به madresefitness.ir/acbook مراجعه کنید.

سیر شدن پس از مدتی گرسنگی

معمایی دیگر: احتمالاً تا حالا پیش‌آمده که به‌شدت گرسنه باشید و بخواهید چیزی بخورید، اما بنا به شرایط نتوانسته‌اید چیزی بخورید و پس از یکی دو ساعت خودبه‌خود سیرشده‌اید و اشتهایتان کاملاً بسته‌شده است و دیگر حتی تمایلی به خوردن نداشتید. تا حالا فکر کرده‌اید دلیل این پدیده چیست؟

گفتیم وقتی چیزی می‌خورید و قند بالا می‌رود، بدن انسولین ترشح می‌کند. بعد از مدتی قند خون کاهش پیدا می‌کند. اگر در این حالت انسولین بالا باشد به ذخایر چربی هم دسترسی نخواهید داشت و بدن قادر نخواهد بود انرژی خود را از چربی‌ها تأمین کند و فقط به مقدار کم گلوکز ذخیره‌شده در کبد بسنده می‌کند. در این حالت وقتی سطح انرژی بدن کم شده، اگر فعالیت کنید و انرژی مصرف کنید بدن می‌بایست به‌نوعی انرژی لازم برای سلول‌ها را تأمین کند و برای این کار هورمون گرسنگی ترشح می‌کند تا شما را وادار کند چیزی بخورید.

در این مثال اگر وقتی هورمون گرسنگی ترشح‌شده باشد و گرسنه باشید، ولی بنا به دلیلی نتوانید برای چند ساعت غذایی بخورید، کم‌کم باگذشت زمان سطح هورمون انسولین افت می‌کند و بدن می‌تواند به انبوهی از انرژی ذخیره‌شده چربی‌ها دسترسی پیدا کند و از چربی‌ها برای تأمین انرژی استفاده کند. در اینجاست که نه‌تنها هورمون گرسنگی فروکش می‌کند بلکه هورمون سیری ترشح می‌شود و اشتهایتان بسته می‌شود.

در افراد دارای تناسب‌اندام، به‌محض کم شدن قند خون، انسولین فروکش می‌کند و این افراد می‌توانند بلافاصله از ذخایر چربی خود مصرف کنند. اما در افرادی که اضافه‌وزن دارند، به دلیل بالا ماندن انسولین، این تغییر استفاده از سوخت چربی‌ها،

دیرتر انجام می‌شود و این افراد سریع‌تر گرسنه می‌شوند و مجبور هستند یا گرسنگی را تحمل کنند یا چیزی بخورند. درنتیجه چاق می‌شوند.

در فصل‌های آخر خواهیم دید که چرا گرسنگی‌های گهگاه و روزه گرفتن به شیوه درست یکی از قوی‌ترین ابزار درمان بیماری اضافه‌وزن است. تا آخر این کتاب مطمئن باشید هیچ معما و سؤال بی‌پاسخی در ذهنتان باقی نخواهد ماند.

آیا هورمون‌های دیگری در اضافه‌وزن تأثیر دارد؟

گفتیمِ هورمون‌ها در بدن ترشح می‌شوند تا بدن را آماده مقابله با وضعیت خاصی کنند. مثلاً هورمون رشد، بدن فرد را برای رشد آماده می‌کند و تمام اتفاقاتی که باید در بدن برای رشد انجام شود را کنترل می‌کند. بدن در برابر هیجان و ترس و مواقعی که نیاز به‌سرعت عمل زیاد هست آدرنالین ترشح می‌کند. که این هورمون بدن را برای مواجهه شدن با آن شرایط آماده می‌کند. تمامی هورمون‌های بدن برای آماده کردن بدن برای مقابله با شرایط پیش‌آمده، نیاز به انرژی دارند و تمام هورمون‌ها باعث تسهیل فرایند آزاد کردن انرژی در بدن می‌شوند. به زبان علمی اگر بگوییم، در بدن تمام هورمون‌های دیگر، باعث تحریک HSL برای آزاد کردن چربی‌ها می‌شوند. به‌جز هورمون کورتیزول که هم می‌تواند باعث چاقی شود و هم باعث لاغری، و یک هورمون دیگری به نام لپتین. هر دو این هورمون‌ها، وقتی انسلین بالا باشد، مشکل ساز می‌شوند.

کورتیزول (هورمون استرس) هم قوی‌ترین چربی‌سوز است و هم چربی‌ساز، بستگی دارد، چاق‌ها را چاق‌تر و لاغرها را لاغرتر می‌کند. برای اطلاعات بیشتر در مورد تاثیر هورمون کورتیزول در چاقی یا لاغری به جزوه pdf همراه کتاب در madresefitness.ir/acbook مراجعه کنید.

لپتین

هورمون لپتین، هورمونی است که توسط سلول‌های چربی ترشح می‌شود و این خود گواه است که سلول‌های چربی بخش کاملاً فعالی در فرایند سوخت‌رسانی بدن

هستند. بافت چربی، بزرگترین اندام ترشح کننده هورمون در بدن است. زمانی که سطح ذخایر سلول‌های چربی در بدن زیاد می‌شود، لپتین بیشتری ترشح می‌شود و به مغز می‌گوید که به‌اندازه کافی ذخیره داریم و نیازی به خوردن نیست و مانع از گرسنگی می‌شود. وقتی ذخایر چربی بدن کم می‌شود، سیگنال هورمون لپتین کم می‌شود و بدن می‌فهمد که باید غذا بخورد.

لپتین در بدن مکانیزم پیچیده‌ای دارد و توضیح آن در این کتاب جای نمی‌گیرد، اما به‌عنوان یک نکته کوتاه بگویم که، انسولین و لپتین از مسیرهای عصبی یکسانی برای ارتباط بامغز استفاده می‌کنند و بالا بودن انسولین مانع رسیدن سیگنال‌های لپتین به مغز می‌شود. شاید فردی ۵۰ کیلو اضافه‌وزن داشته باشد و این سلول‌های چربی مقدار زیادی لپتین ترشح کنند، اما مغز نمی‌تواند این سیگنال‌ها را ببیند تا بفهمد که به‌اندازه کافی ذخیره داریم. وقتی سطح انسولین کم می‌شود بدن می‌تواند ذخایر چربی بدن را ببیند. انسولین با ایجاد اختلال در هورمون لپتین ذخایر چربی‌ها را از مغز پنهان می‌کند. این هم یکی از دلایل مضر بودن انسولین زیاد برای بدن است.

کربوهیدرات‌ها

هر چیزی که باعث شود مقدار زیادی انسولین ترشح شود باعث چاق شدن ما می‌شود. وقتی انسولین «زیاد» و «پیوسته» ترشح می‌شود، به‌مرور سلول‌ها در برابر انسولین مقاوم می‌شوند و از قبول گلوکز پرهیز می‌کنند. بنابراین بدن مجبور است مقدار بیشتری انسولین ترشح کند، و این مقدار زیاد انسولین باعث می‌شود چاق شوید. همچنین ترشح مقدار بیشتر انسولین باعث می‌شود سلول‌ها بیشتر به انسولین مقاوم شوند و دوباره بدن مجبور می‌شود انسولین بیشتری ترشح کند. بعداً خواهیم دید که چرا افرادی وجود دارند که به‌راحتی چاق می‌شوند و افرادی وجود دارند که هر چه می‌خورند چاق نمی‌شوند و تمام این‌ها به مقدار مقاومت بافت‌های مختلف بدن در برابرِ انسولین ارتباط دارد. اکنون با پیشرفت علم قادر هستیم پدیده‌هایی را که قبلاً با نظریه‌ی «زیاد خوردن و کم‌تحرکی باعث چاقی است» قابل توجیه نبودند را توجیه کنیم.

مقاومت سلول‌ها به یک هورمون چیست؟

معمولاً افراد در درک مقاومت سلول‌ها به یک هورمون کمی دچار مشکل می‌شوند، بنابراین با دو مثال این موضوع را بیشتر توضیح می‌دهم.

فرض کنید، روزی ۵ پیامک مهم برایتان می‌آید که به آن‌ها نیاز دارید و ۱ پیامک تبلیغاتی هم می‌آید. بنابراین شما حساس خواهید بود تا هر بار که پیامکی برایتان بیاید تلفن همراه خود را نگاه کنید. اما اگر تعداد پیامک‌های تبلیغاتی به روزی ۲۰ عدد برسد، حساسیت و توجه شما به تلفن همراه‌تان کم می‌شود و فقط گهگاه آن را نگاه می‌کنید.

این دقیقاً چیزی است که در افرادی که به مواد مخدر معتاد می‌شوند رخ می‌دهد. پس از مصرف ماده مخدر مقدار زیادی از هورمون‌های ایجاد لذت، به سمت مغز سرازیر می‌شوند و فرد احساس لذت شدیدی می‌کند. اما کم‌کم سلول‌ها به این هورمون‌ها مقاوم می‌شوند و برای کسب همان مقدار لذت باید مقدار بسیار بیشتری از هورمون‌های شادی ترشح شود و شخص مجبور می‌شود برای شاد شدن مقدار بیشتری مواد مصرف کند. کم‌کم دیگر مقدار طبیعی هورمون شادی نمی‌تواند آن فرد را خوشحال کند و شادترین اتفاقات هم بااینکه مقدار زیادی هورمون شادیِ در بدن فرد ترشح می‌کنند، اما بدن فرد نمی‌تواند آن هورمون‌ها را ببیند. این دقیقاً همان چیزی است که به آن می‌گوییم سلول‌ها به یک هورمون مقاوم شده‌اند. سطح ترشح هورمون حتی بیشتر شده، ولی سلول‌های بافت‌های گیرنده به آن هورمون مقاوم شده‌اند.

دیابتی‌هایی که انسولین تزریق می‌کنند

افرادی که به علت بیماری دیابت مجبور به تزریق انسولین می‌شوند، پس از شروع تزریق انسولین به سرعت چاق می‌شوند، حتی وقتی وضع زندگی و خوردوخوراک و تحرکشان هیچ تغییری نمی‌کند. این افراد به دلیل پرخوری و تنبلی چاق نمی‌شوند. بلکه به این دلیل چاق می‌شوند چون انسولین باعث شده بدنشان چربی ذخیره کند. به این دلیل مجبور می‌شوند یا گرسنه و بی‌حوصله و عصبی بمانند یا بیشتر بخورند.

اگر این بیماران انسولین تزریق نکنند تمام چربی‌هایشان به‌سرعت آب می‌شود. اگر در بدن انسولین نباشد، ذخیره شدن چربی معنی ندارد.

می‌توانم با اراده‌ترین فرد دنیا را به یک آدم فوق‌العاده پرخور تبدیل کنم، کافی است مقدار کافی انسولین به او تزریق کنم. این ترشح بیش از حد انسولین اتفاقی است که هر روز در بدن افرادی که به «بیماری چاقی» دچار هستند، اتفاق می‌افتد. وقتی به کسی انسولین تزریق کنیم چاق می‌شود نه به این دلیل که انسولین باعث شده به یک آدم بی‌اراده و تنبل تبدیل شود، بلکه چون هورمون‌هایش به هم ریخته است. چاقی را به دید یک بیماری ببینید، دقیقا همان‌طور که به بیماری دیابت نگاه می‌کنید چون دقیقاً چاقی، «دیابت نهان» است. چاقی ربطی به میزان تحرک، اراده و شخصیت قوی یا ضعیف شما ندارد. واقعا اهمیتی ندارد که روزی ۲۰۰۰ کالری بخورید یا ۲۲۰۰ کالری یا ۱۸۰۰ کالری، این هیچ تاثیری در چاقی و لاغری شما ندارد.

دیابت، خواهر بزرگ‌تر بیماری چاقی

اگر مقاومت سلول‌ها به انسولین زیاد شود، بدن مجبور است انسولین بیشتری ترشح کند، با ترشح بیشتر انسولین مقاومت سلول‌ها به انسولین حتی بیشتر می‌شود و این چرخه مدام شدیدتر می‌شود تا جایی که غده پانکراس در بدن دیگر نمی‌تواند انسولین کافی ترشح کند و بدن به بیماری‌ای به نام دیابت دچار می‌شود. دیابت نوع دوم یا دیابت آشکار، دقیقا همان بیماری ترشح بیش از حد ولی ناکافی انسولین است.

آیا تا به حال دیده‌اید یک بیمار دیابتی با تزریق انسولین بهبودی پیدا کند؟ تجویز انسولین به بیماران دیابتی نوع دوم، امضای حکم مرگ زودرس‌شان است. به‌جای افزایش انسولین، باید نیاز بدن به ترشح انسولین را کاهش داد.

چاقی، ترشح بیش‌از حد انسولین یا «دیابت نهان» است. دلیل دیابت و دلیل چاقی درواقع یکی است و هر کاری که برای جلوگیری از دیابت باید انجام

دهید، دقیقاً همان کاری است که برای لاغر شدن باید انجام دهید. در بسیاری از کتاب‌های پزشکی جدید در سال‌های اخیر دیگر از دیابت و چاقی به‌عنوان دو مشکل مجزا نام‌برده نمی‌شود و کلمه «دیابیسیتی» که ترکیبی از کلمه «دیابت» و «اوبیسیتی»(چاقی) است، را برای توصیف این وضعیت هورمونی بدن به کار می‌برند.

در بین افراد دیابتی، تعداد زیادی به بیماری از کار افتادگی کلیه‌ها دچار می‌شوند. در این بیماری فرد مجبور می‌شود برای تصفیه سموم از خون، دیالیز کند. وقتی سطح قند خون بالا می‌رود و مقدار انسولین ترشح شده نمی‌تواند این حجم قند خون را مدیریت کند و سلول‌های اندام بدن در برابر دریافت گلوکز و قند خون مقاوم شده‌اند، کلیه‌ها به اجبار وارد عمل می‌شوند و قند خون اضافه را دفع می‌کنند. اگر یادتان باشد گفتیم که قند خون بالا برای بدن سمی است و بدن هرچه سریع‌تر باید از شر گلوکز در خون خلاص شود. به همین دلیل، افرادی که قادر به ترشح انسولین نیستند دچار بیش‌ادراری می‌شوند. وارد شدن کلیه‌ها در کار تصفیه قند از خون به مرور باعث از کار افتادن کلیه‌ها می‌شود. بد نیست بدانید اولین بار دیابت از مزه شیرین ادرار تشخیص داده شد. برای جلوگیری از طولانی شدن کتاب، تمام این نکات را بسیار کوتاه می‌گویم و رد می‌شوم، اما تک تک جملات را به دقت به خاطر بسپارید.

آلزایمر فرزند جدید خانواده بیماری‌های مرتبط با چاقی

تا چند سال پیش دانشمندان دلیل علمی و دقیق به وجود آمدن آلزایمر را نمی‌دانستند، اما در چند سال گذشته در بسیاری از کتاب‌های پزشکی از آلزایمر به‌عنوان دیابت نوع سوم نام برده می‌شود.

دکتر سوزانا مونته، که تمرکز اصلی تحقیقات پزشکی‌اش بیماری آلزایمر است می‌گوید: « تمام ویژگی‌های بیماری آلزایمر، دقیقاً مانند بیماری دیابت است و علت اصلی آن بالا بودن قند خون و انسولین بالا است و علت رشد صعودی شدید آلزایمر به همراه بیماری دیابت این است که منشأ کاملاً یکسانی دارند»

مهمانی شبانه یا شام سبک

خب، یک پروندهٔ دیگر در ذهن‌تان باز کنم تا ذهن‌تان مشغول شود تا کم‌کم بحث را داغ‌تر کنیم، ولی بعدا در فصل‌های آینده به آن خواهم پرداخت.

به این فکر کنید: همیشه در طول تاریخ، وعده شام مهم‌ترین وعده در هر خانواده شمرده می‌شد. در هنگام عصر که کل خانواده و بچه‌ها دورهم جمع می‌شدند و پدر خانواده از سرکار به خانه می‌آمد، دورهم یک شام مفصل می‌خوردند. شام برای خانواده مانند یک جشن کوچک آخر روز بود. اگر نگاهی به گذشته انسان بیندازیم، انسان‌ها همیشه اول صبح به زمین کشاورزی یا شکار می‌رفتند، تا بعدازظهر کار می‌کردند و با اندکی غذا که با خود می‌بردند روز را سر می‌کردند و شب در خانه بزرگ‌ترین وعده روز را می‌خوردند. شام وعده‌ای بود که معمولا همه دوستان و اقوام دور هم جمع می‌شدند و وقتش بود که خانم‌های خانه، هنر خودشان را به نمایش بگذارند. این دقیقا همان دورانی بود، که همه خوش اندام و سالم بودند.

از دیگر باورهای بسیار اشتباه و خرافی رایج در بین مردم، خوردن غذای سبک در وعده شام است.

تک‌تک باورهای علم تغذیه کنونی بر پایه‌ی افسانه‌ی کالری‌ها بنا نهاده شده و وقتی این اصل اساسی به افسانه‌ها بپیوندد، تک‌تک باورهایی که بر پایه‌ی این باور بنانهاده شدن هم نقض می‌شوند. تک‌تک باورها. نه تنها نقض می‌شوند، بلکه عکسشان درست از آب در میاید.

اگر می‌خواهید بدونید برای تغذیه‌ی درست باید از چه راهکاری استفاده کنید، خلاصه‌اش این است که باید تک‌تک باورهایی که در جامعه وجود دارد را برعکسش را اجرا کنید. در جلد دوم این کتاب در مورد افسانه‌ی چربی و کلسترول و نمک صحبت کردم. نمک یکی از بهترین داروهای دیابت است. در جلد سوم این کتاب در مورد افسانه‌ی آب زیاد خوردن صحبت می‌کنم. درمان دیابت کار بسیار راحتی است، به شرطی که صورت مسئله‌ی این بیماری رو درست تعریف کنیم.

در مدرسه فیتنس، دوره‌ای بسیار بسیار حرفه‌ای و کامل به نام «مهندسی تغذیه داریم، که صفرتا صد علم تناسب اندام و درمان دیابت رو در آن یاد می‌گیریم.

پایان افسانه

متابولیسم، ورزش و اضافه‌وزن

تنظیم سوخت‌وساز یا متابولیسم بدن

اگر یادتان باشد گفتیم که مردم «پیما» در زمان قحطی حدود ۱۰۰۰ کالری کمتر از نیاز می‌خوردند ولی باز چاق می‌شدند. طبق قانون انرژی امکان ندارد که کمتر از نیاز بخورید و لاغر نشوید. پس چطور افرادی که سعی می‌کنند کمتر بخورند یا مثل همان قبایلی که سال‌ها در قحطی بودند همچنان چاق می‌مانند؟ به‌هرحال ۳۰ سال قحطی را می‌توان ۳۰ سال رژیم کم‌کالری دانست. درست است؟

درواقع بدن میزان نیاز خود به انرژی را تنظیم می‌کند، با اینکه این افراد ۱۰۰۰ کالری کمتر می‌خوردند اما بدنشان مصرف انرژی را طوری تنظیم می‌کرد که حتی باکم خوردن هم به‌اندازه کافی انرژی ذخیره شود و چاق شوند.

اگر برگردیم به قانون پایستگی انرژی، با یک جابه‌جایی ریاضی ساده می‌توان معادله انرژی که پیش‌تر مطرح شد را به‌صورت زیر بازنویسی و تعبیر کرد:

(کالری‌هایی که می‌خوریم) منهای (کالری‌های که بدن به صورت ذخیره‌شده نیاز دارد) برابر است با (سوخت‌وساز بدن یا کالری‌هایی که بدن در روز مصرف می‌کند).

مقدار سوخت‌وساز بدن، تعداد کالری‌هایی است که بدن در طی روز مصرف می‌کند. مقداری از این انرژی صرف فعالیت‌های روزانه ما می‌شود، فعالیت‌هایی مثل کار کردن، پیاده‌روی ورزش و غیره. بخش بزرگی از این انرژی صرف فعالیت‌های درون بدن می‌شود، مثلاً فکر کردن، دفاع از بدن در برابر میکروب‌ها، فعالیت کبد و مغز و کلیه‌ها و قلب و تنفس، بینایی، هضم و جذب غذا و تک‌تک فعالیت‌هایی که درون بدن انجام می‌شوند.

مغز فرمانده بدن است

بدن شما می‌داند که به چه مقدار چربی ذخیره‌شده نیاز دارد. اگر بدون تغییر کیفیت غذاهایتان صرفاً کمتر بخورید، بدن به‌جای اینکه از ذخایر چربی‌هایتان کم کند، سوخت‌وساز یا متابولیسم بدن را کم می‌کند. این یعنی تمرکزتان کاهش پیدا می‌کند، قدرت مغزتان کاهش پیدا می‌کند، بدن میزان بهینگی فعالیت اندام دیگر مثل کلیه و کبد را کاهش می‌دهد و بسیار زود خسته می‌شوید چون انرژی لازم به سلول‌ها نمی‌رسد و مغز با خسته کردن شما سعی می‌کند میزان مصرف انرژی را تا جای ممکن کم کند. دفاع بدن در برابر بیماری‌ها ضعیف می‌شود. این نکته مهمی است چون، میزان تمایل شما به فعالیت و میزان خستگی و بی‌حوصلگی و مقدار تمرکز شما توسط مغز کنترل می‌شود.

بسیاری از افراد، وقتی رژیم می‌گیرند بسیار خسته و بی‌حوصله می‌شوند و تمایلشان به فعالیت، بسیار کم می‌شود و برای هر فعالیتی مجبور هستند بااراده زیاد و زور آن کار را انجام دهند. وقتی بدن کسی در وضعیتی باشد که تمایل دارد چربی‌های ذخیره‌شده را نگه بدارد، تمایلش به فعالیت بسیار کم می‌شود.

سلول‌های بدن افرادی که اضافه‌وزن دارند، به‌جای اینکه با ۱۰۰ درصد توان کار کنند با بازده بسیار پایین کار می‌کنند. بخشی به نام هیپوتالاموس فرمانده بدن است و تمام هورمون‌ها

معمای بزرگ تحرک و تناسب‌اندام

یک معمای مهم دیگر: آیا افراد کم‌تحرک، چاق می‌شوند و افراد پرتحرک لاغر؟ یا کاملاً برعکس، افرادی که در حال چاق شدن و چاق ماندن هستند کم‌تحرک می‌شوند و افرادی که در وضعیت لاغر ماندن هستند، تمایل شدیدی پیدا می‌کنند که انرژی بیشتری مصرف کنند؟

درواقع به‌هیچ‌وجه این‌گونه نیست که افراد تنبل، چاق می‌شوند. بلکه افرادی که بدن‌شان علاقه به حفظ چربی‌های ذخیره‌شده دارد و از ترس چاق شدن سعی می‌کنند کمتر بخورند، بی‌انرژی و در نتیجه تنبل و کم‌تحرک می‌شوند.

اگر بدن واقعاً در حالتی باشد که به سوزاندن چربی تمایل داشته باشد، حتی اگر بیش از نیاز بخورید، مغز به‌جای خسته کردن بدن، شما را سرحال نگه می‌دارد. حتی اگر مثلاً ۵۰۰ کالری بیش از نیاز خورده باشید، ناخوداگاه احساس خواهید کرد که اشتیاق اضافه‌ای برای فعالیت دارید. همچنین تمایل‌تان به خواب کمتر می‌شود و صبح‌ها بدون ساعت سرحال از خواب بیدار می‌شوید تا به دنبال آرزوهایتان بروید.

به‌طور خلاصه، اگر بدن شما در حال از دست دادن چربی باشد، باید بسیار پرنشاط‌تر و سرحال‌تر باشید و تمایل شدیدی به فعالیت و ورزش داشته باشید و اگر این احساس را ندارید بدن شما هیچ تمایلی به از دست دادن چربی‌های اضافه ندارد و هرقدر هم کم بخورید و رژیم‌تان را ادامه دهید، فقط آسیب بیشتری به بدن می‌رسانید و درنهایت تمام چربی‌هایی که با اراده و زور آب کرده‌اید، بر خواهند گشت.

اگر رژیم‌تان نیاز به اراده دارد، رک بگم، سر کار هستید و این رژیم محکوم به شکست است. این موضوع، یکی از کلیدی‌ترین نکات قابل‌تصور در افزایش عملکرد و کیفیت و نشاط زندگی است. کاهش چربی‌های بدن و غلبه بر اضافه‌وزن به شیوه درست فقط باعث زیبا شدن اندامتان نمی‌شود، بلکه بار دیگر طعم یک زندگی واقعی را می‌چشید. با یک تغذیه سالم زندگی چنان لذت‌بخش خواهد بود و چنان پرانرژی می‌شوید که دیگر هرگز به خود اجازه نخواهید داد به دوران اضافه‌وزن برگردید.

رفتارهای بیولوژیکی - قسمت دوم

دوست‌تان به شما پیشنهاد می‌دهد که بریم در فلان پاساژ کمی چرخ بزنیم و خرید کنیم. در جوابش می‌گویید: «ولش کن، بیا اینجا بشین با هم تلویزیون نگاه کنیم، فیلمش خوبه».

فردا، دوست‌تان به شما پیشنهاد می‌دهد که بریم در فلان پاساژ کمی چرخ بزنیم و خرید کنیم. در جوابش می‌گویید: «آره، عالیه بریم، راستی دو تا چهارراه اونورتر هم یک پاساژ جدید باز شده اون رو هم بریم، هوا هم که خوبه ماشین نبریم، پیاده بریم، با هم گپ می‌زنیم.»

در هر دو حالت خودتان تصمیم گرفته‌اید که ساکن بمانید یا تحرک داشته باشید. ولی چرا تصمیماتتان تغییر کرده است؟ شخصیت‌تان عوض شده است؟ نه. آدم با اراده و سخت‌کوشی شدید؟؟ نه. پس داستان چیه؟

بسیاری از تصمیماتمان نشات گرفته از وضعیت هورمونی ما است. «کنترل رفتارها، تصمیمات و هوس‌ها» «مهم‌ترین» مکانیزم بدن برای تامین نیازها است. یک بار دیگر تاکید کنم: «کنترل رفتارها، تصمیمات و هوس‌ها»، «مهم‌ترین» مکانیزم بدن برای تامین نیازها است. افرادی که این را درک نمی‌کنند، هیچ درکی از بدن ندارند. در حالت اول فرد می‌توانست با اراده خود را وادرا به فعالیت کند، اما در درازمدت هرگز اراده و سخت کوشی بر فیزیولوژی پیروز نخواهد شد. اضافه وزن مشکل افراد بی اراده نیست. مشکل این است که تا حالا باورهای اشتباهی را در مغز ما جا کرده‌اند.

فرایندهای هومیواستاتیک

هومیواستاتیک اسم ترسناکی دارد، اما مفهوم ساده‌ای دارد. هر چیزی که لازم نیست توازنش را به صورت خودآگاه کنترل کنید فرایند هومیواستاتیک نام دارد.

اگر آب کمی بخورید چه اتفاقی می‌افتد؟ بدن سعی می‌کند آب بدن را حفظ کند و کمتر دستشویی می‌روید. اگر آب زیادی بخورید چه اتفاقی می‌افتد؟ بدن شما را مجبور می‌کند بیشتر به دستشویی بروید و آب‌های اضافه را از بدن خارج کنید.

اگر در محیطی قرار بگیرید که اکسیژن کمتری وجود دارد یا اگر در شرایطی قرار بگیرید که بدن به اکسیژن نیاز داشته باشد، مثلاً در حال ورزش، چه اتفاقی می‌افتد؟ بدن خود را با آن شرایط وقف می‌دهد و ضربان قلب بیشتر می‌شود و میزان رسیدن اکسیژن به سلول‌ها تنظیم می‌شود و یا بدن خسته‌تر می‌شود و شما را وادار می‌کند که دیگر انرژی زیادی مصرف نکنید تا به اکسیژن بیشتر، نیازی نداشته باشید.

اگر قند خون بالا برود چه اتفاقی می‌افتد؟ بدن با ترشح هورمون انسولین به‌سرعت آن را پایین می‌آورد تا به حالت نرمال برسد. اگر قند خونتان افت کند چه اتفاقی می‌افتد؟ بدن با کمک هورمونی به نام گلوکاگون قند خون را افزایش می‌دهد.

می‌دانیم که بدن باید همواره در دمای ۳۷ درجه ثابت باشد، اگر در جای گرمی قرار بگیرید چه اتفاقی می‌افتد؟ بدن با عرق کردن و کم کردن سوخت‌وساز لحظه‌ای سعی می‌کند بدن را خنک کند و با بی‌حال‌تر کردن شما، شما را از مصرف بیشتر انرژی و گرم شدن بدن بازمی‌دارد.

اگر در محیط سرد قرار بگیرید چه اتفاقی می‌افتد؟ بدن با لرزش و افزایش تمایل به فعالیت و روش‌های دیگر سعی می‌کند بدن را گرم کند. بدن تمایل‌تان به فعالیت را بیشتر می‌کند، و دوست ندارید یک جا بیاستید. رفتارتان عوض می‌شود، نه؟

به این جمله دقت کنید: بدن «تمایل به فعالیت را بیشتر می‌کند»، بیولوژی شما، کاملا می‌تواند تصمیمات شما را تحت تاثیر قرار دهد. با تغذیه می‌توان طوری عملکرد و تصمیمات یک نفر را تغییر داد که تمام روز با سوخت جت بدون خستگی کار کند. با یک تغذیه بهینه می‌توان عملکردی فراتر از معمول در زندگی داشت، بدون اینکه نیازی به اراده داشته باشید.

بی‌نهایت مهم است که درک کنید یکی از مکانیزم‌های بدن برای کنترل توازن بدن، تغییر تصمیمات روزمره شما است.

تمام این فرایندها در اصطلاح پزشکی فرایندهای هومیواستاتیک نامیده می‌شوند، یعنی بدن به‌طور خودکار با روش‌های مختلفی توازن آن‌ها را تنظیم می‌کند.

نکته بینهایت جالب دیگر این است که کمبود ویتامینی خاص، می تواند تمایلتان برای خوردن مواد غذایی حاوی آن ویتامین را افزایش دهد. تمایلتان به خوردن

غذاهای خاص، با تغییر فیزیولوژی بدنتان تغییر می‌کند. بدن یک سیستم بی‌نهایت هوشمند است. بدن می‌تواند بر اساس اینکه چه ویتامینی کم دارید، تصمیم شما برای انتخاب و خرید یک نوع میوه به جای میوه دیگر را تغییر دهد.

بدن به‌دقت میزان مصرف ویتامین‌ها و ورود و خروج آن‌ها را کنترل می‌کند و تمام ریزمغذی‌ها توسط بدن کنترل می‌شوند اگر زیاد از حد ویتامین سی بخورید، بدن مقدار موردنیاز خود را برمی‌دارد و بقیه را از بدن خارج می‌کند.

اگر بدن می‌تواند توازن تمام فرایندهای داخلی خود را به‌صورت خودکار کنترل کند، چطور نمی‌تواند توازن انرژی را کنترل کند؟ اگر بدن می‌تواند توازن ویتامین‌ها را کنترل کند آیا نمی‌تواند میزان ذخایر چربی و توازن کالری‌ها را کنترل کند؟ بسیار ساده‌لوحانه است که بدن را مانند یک ماشین مکانیکی ببینیم که باید سوخت‌وساز و میزان انرژی ورودی به آن را هرروز به‌صورت آگاهانه کنترل کنیم. اما متاسفانه این چیزی است که تا امروز در مغز مردم جا داده‌اند.

افسانه تأثیر فعالیت و تحرک بر مقدار چربی بدن

اگر یادتان باشد قبلاً گفتیم که حیوانات به مرور زمان اضافه وزن پیدا نمی‌کنند، حتی وقتی آن‌ها را در قفس بیندازیم. تنظیم میزان ذخایر چربی در بدن هم یک فعالیت هومیواستاتیک است. به این معنی که بدن تصمیم می‌گیرد که لازم است به‌عنوان مثال ۱۰ کیلو چربی ذخیره کند، و بدن را روی ۱۰ کیلو چربی تنظیم می‌کند. اگر بیشتر بخورید، بدن میزان سوخت‌وساز و بهینگی فرایند اندام‌های حیاتی بدن، مثل مغز و کبد کلیه را بیشتر می‌کند و تمایلتان به فعالیت را بیشتر می‌کند، اشتهایتان را می‌بندد و هورمون گرسنگی را بسیار کم ترشح می‌کند. درهرصورت مصرف انرژی را طوری تنظیم می‌کند که بیش از آن مقدار چربی در بدن ذخیره نشود. اگر کمتر بخورید، بدن سعی می‌کند با گرسنه کردن، کم کردن مصرف انرژی توسط اندام‌هایی مثل مغز، کبد و کلیه یا با خسته‌کردن‌تان و کم کردن تمایل‌تان به تحرک و فعالیت به‌نوعی شما را مجبور کند تا انرژی را طوری مصرف کنید که بدن بتواند آن ۱۰ کیلو چربی را حفظ کند.

زمانی که حیوانات را درون قفس می‌اندازیم بااینکه مقدار فعالیتشان بسیار کم

می‌شود، اما هرگز دچار اضافه‌وزن نمی‌شوند، مگر کیفیت غذایشان را تغییر دهیم. این نکته ایده‌ای به ما می‌دهد. شاید ورزش کردن و تحرک و فعالیت زیاد واقعاً هیچ ارتباطی با وزن و درصد چربی ما نداشته باشند. درواقع اینکه تحرک و فعالیت می‌تواند به فرایند لاغری کمک کند نه‌تنها درست نیست، بلکه در بسیاری از مواقع می‌تواند سدی در مسیر لاغری شما شود.

مثال فردی که سعی داشت به‌زور کمتر بخوابد را یادتان هست؟ اگر امروز به دلیل جشنی در خوردن زیاده‌روی کنید، بدن با کم کردن اشتها و افزایش تمایل به فعالیت در روز بعد کاری خواهد کرد که خودبه‌خود این پرخوری جبران شود.

فرایندهای هومیواستاتیک فرایندهایی هستند که خودبه‌خود به توازن می‌رسند. مگر اینکه با فشار بیش‌ازحد آن‌ها را از کار بیندازید. باکمی زیاد آب خوردن، یا کمی بیشتر تنفس کردن اتفاقی برای بدن نمی‌افتد، بلکه با خوردن آب آلوده و بی‌کیفیت یا تنفس از هوای بد است که مریض می‌شوید. با زیاد خوردن هرگز اتفاقی برای بدن نمی‌افتد با خوردن از مواد غذایی نادرست چاق و مریض می‌شوید.

قانون شماره ۱ تناسب اندام:
میزان ذخایر چربی‌تان توسط هورمون‌هایتان کنترل می‌شود، نه با مقدار انرژی‌ای که وارد بدن می‌شود یا مقدار انرژی‌ای که می‌سوزانید.

قبل از اینکه این بحث را به سرانجام برسانیم به یک نکته مهم بپردازیم: «تأثیر ورزش در کاهش ذخایر چربی». بسیاری از افراد فکر می‌کنند اگر مصرف انرژی خود را بیشتر کنند می‌توانند به تناسب‌اندام برسند و از شر چربی‌های اضافه خلاص شوند. این هم یک باور کاملاً نادرست است که باید در قبرستان ایده‌های اشتباه علمی زیر خاک دفن شود.

هیپوتالاموس
محققان برای تحقیق بر روی موش‌های چاق مجبور هستند موش‌ها را دست‌کاری

کنند تا چاق شوند و سپس بر روی این موش‌های چاق، روش‌های لاغری را آزمایش کنند. محققان تا سال‌های ۱۹۶۰ با یک عمل جراحی روی موش‌ها این کار را می‌کردند. محققان با فروکردن سوزنی در بخشی از مغز که هیپوتالاموس نام دارد سعی می‌کردند سیستم تنظیم هورمونی موش‌ها را به هم بریزند. هیپوتالاموس بخشی از مغز است که کنترل هورمون‌های تنظیم سوخت و انرژی و فرایندهای هومیواستاتیک بدن را بر عهده دارد. با تغییر در تنظیمات هورمونی، این موش‌ها در چند هفته آینده به‌شدت پرخور می‌شدند و تمایل به فعالیتشان به‌شدت کم می‌شد و درنتیجه چاق می‌شدند.

در تحقیقات پزشکی همیشه این یک نکته بدیهی بوده است، که تنها راه تغییر در میزان ذخایر چربی بدن حیوانات این است که یا ژنتیک آن‌ها را دست‌کاری کنند یا با عمل جراحی یا موادی که به موش‌ها می‌دهند، توازن هورمونی بدن حیوانات را مختل کنند. هرگز با زیاد غذا دادن به یک حیوان نمی‌توان آن را چاق کرد.

سه بار دور کره زمین دویدم اما محکوم به چاقی هستم

گری تابس، در کتاب فوق‌العاده خود به نام «Why we get fat» از دکتری که مسئول تدوین توصیه‌های سلامت و ورزشی برای سازمان قلب آمریکا در سال ۲۰۰۷ بود، نقل می‌کند. این دکتر پس از بازنشستگی اعتراف می‌کند «در سال‌های ۱۹۷۰ قبل از اینکه دویدن‌های طولانی را جز زندگی روزمره‌ام قرار دهم، کوتاه‌قد، چاق و کچل بودم، اما الآن پس از سال‌های سال دویدن، کوتاه، کچل و چاق‌تر شده‌ام» این دکتر اعتراف می‌کند که سال‌هایی که ۱۵ کیلو چربی اضافه جمع کرده، همان سال‌هایی است که بیش از ۱۰۰ هزار کیلومتر دویده است. (چیزی معادل ۳ بار دویدن دور کره زمین روی خط استوا). او به این باور رسیده که ورزش نتوانسته تناسب‌اندام را برایش به ارمغان آورد. اما از طرفی می‌گوید احتمالاً اگر نمی‌دوید و ورزش می‌کرد چاق‌تر از این می‌شد. ولی هرگز نمی‌توانست بیش از روزی چندین ساعت برای ورزش وقت بگذارد.   یک وضعیت دو طرف بن‌بست!!

قبل از ادامه بحث، می‌خواهم سؤالی از شما بپرسم که قبل از خواندن ادامه متن با دقت در موردش فکر کنید. دقیقاً به چه دلیل و چرا باور دارید که ورزش و تحرک

می‌تواند در کاهش وزن مؤثر باشد؟ (البته اگر باور دارید)

چرا باور دارید ورزش می‌تواند در کاهش وزن مؤثر باشد؟

این عقیده که مصرف بیشتر انرژی و ورزش کردن مخصوصاً ورزش‌هایی که انرژی بیشتری می‌سوزانند، می‌تواند به کاهش چربی‌های بدن کمک کند، صرفاً ریشه در این طرز فکر دارد، که فرض کرده‌اند دلیل جمع شدن چربی این است که انرژی‌ای کمتر از چیزی که خورده‌ایم مصرف کرده‌ایم، پس با افزایش مصرف انرژی، می‌توانیم خود را لاغر کنیم. اگر ثابت شود که تعداد کالری‌ها تأثیری در مقدار چربی‌هایی که بدن ذخیره می‌کند ندارد، آیا می‌توان این باور را که «مصرف انرژی بیشتر با ورزش بیشتر به کاهش چربی‌ها کمک می‌کند» را دور انداخت؟ آیا نکاتی که در این کتاب بررسی کردیم به این معنی است که تحرک بی‌فایده است؟ یا مثل چیزی که همیشه دیکته شده، تحرک بیشتر جزء جدایی‌ناپذیر یک برنامه‌ی لاغری است؟

نکته اول: ورزش و تحرک احتمالاً چیز مفیدی است، باعث شادی و نشاط می‌شود، بهترین درمان افسردگی است و احتمالاً برای افزایش طول عمر و جلوگیری از بیماری‌ها و سکته و غیره مفید است، باعث افزایش حجم عضلات و توان بدن و افزایش کارایی مفاصل و باعث جلوگیری از پوکی استخوان می‌شود. خودم همواره ورزش کرده‌ام و خواهم کرد. اما در اینجا فعلاً فقط به تأثیر تحرک و ورزش با هدف مصرف انرژی، در کاهش چربی‌های اضافه بدن از دید علمی می‌پردازم.

نکته دوم: ورزش انواع مختلفی دارد، از ورزش‌های سنگین گرفته، تا مثلاً پیاده‌روی که امروزه مردم دوست دارند آن را هم جز ورزش‌ها حساب کنند!! منظور من در اینجا از ورزش و تحرک، فعالیتی است که با آن بخواهیم انرژی مصرفی را بیشتر کنیم. درواقع در فصل‌های بعد خواهیم دید که انجام ورزش‌های قدرتی، مخصوصاً ورزش‌های با وزن بدن بهترین کاری است که می‌توانید برای تناسب‌اندام و کم کردن چربی انجام دهید. این‌گونه ورزش‌ها یکی از اصلی‌ترین راه‌های برگرداندن سلامت سلول‌ها و رسیدن به تناسب‌اندام هستند. اما در حال حاضر فقط به ورزش و فعالیت‌هایی می‌پردازیم که هدفشان سوزاندن انرژی است، مثل ورزش‌های هوازی

طولانی. درواقع سؤال اصلی این است، آیا سوزاندن انرژی با ورزش و افزایش تحرک می‌تواند به کاهش چربی‌ها کمک کند، یا صرفاً یک باور نادرست است؟

دکتر داریوش مظفریان، متخصص قلب از دانشگاه هاروارد می‌گوید «کم خوردن یا سوزاندن بیشتر انرژی به‌هیچ‌وجه چیز مهمی در داشتن تناسب‌اندام نیست، به‌جای توجه به کالری‌ها و سعی در سوزاندن این کالری‌ها، فقط به نوع موادی که وارد بدنتان می‌شوند توجه کنید و مشکل‌تان یک‌بار برای همیشه حل خواهد شد.»

می‌دانم این حرف‌ها کاملا برخلاف باورهایی هستند که سالهای سال دیکته شده‌اند. خودم سالهای سال با آن باورهای قدیمی زندگی کرده‌ام. می‌دانم که قبل از چاپ این کتاب تقریبا ۹۹ درصد حتی متخصصان حرف‌های دیگری به شما گفته‌اند. اما مهم این است که ببینیم وقتی از ابتدا شواهد را هوشمندانه بررسی کنیم، چه حقایقی روشن می‌شوند. هدف این کتاب ایجاد یک تحول بسیار عظیم در طرز فکر رایج جامعه در مورد سلامت و تناسب اندام است. منطقا اگر تفکر رایج در جامعه درست بود و راه را حل همین چیزهایی بود که تاحالا به ما دیکته شده، مشکل تناسب اندام و بیماری‌های همراه چاقی با این سرعت سرسام آور رشد نمی‌کرد.

تناقض پدیده ورزش گرایی و روند رو به رشد اضافه‌وزن

درآمد باشگاه‌ها در آمریکا از ۲۰۰ میلیون دلار در دهه ۱۹۷۰ به ۱۶۰۰۰ میلیون دلار در سال ۲۰۰۵ و به ۲۶۰۰۰ میلیون دلار در سال ۲۰۱۰ رسیده است. در سال ۲۰۱۰ بیش از ۲۶ هزار نفر در دو ماراتن شهر بوستون و بیش از ۶۰ هزار نفر در ماراتن شهر نیویورک شرکت کردند. در همان سال بیش از ۴۰۰ ماراتن در آمریکا برگزار شد و بیش از ۵۰ ماراتن فوق طولانی به مسافت ۱۶۰ کیلومتر و تعداد بسیار زیادی ماراتن‌های کوتاه. آمریکا کشوری است که سردمدار روند رو به رشد فاجعه رشد چاقی در دنیا است و همزمان، دچار انفجار ورزش گرایی هم هست. به‌راحتی می‌توان چندین صفحه از این کتاب را به آمار رو به رشد ورزش و فعالیت مردم در چند سال گذشته اختصاص داد ولی وقت‌تان را نمی‌گیرم.

ویلیام بِنت در کتاب بسیار معروف خود به نام «The Dieters Dilemma» در سال ۱۹۸۲ می‌نویسد، وقتی از مردم می‌خواهم که بیشتر ورزش کنند و انرژی

بیشتری بسوزانند برایشان عجیب و خنده‌دار است. برای مردم بسیار عجیب است سعی کنند به‌زور خودشان را به فعالیت سخت ترغیب کنند و بنابراین تا جای ممکن سعی می‌کنند از فعالیت بدنی بیش از نیاز پرهیز کنند. دکتر بنت ادامه می‌دهد، به‌هیچ‌وجه رایج نیست که کسی ورزشکار نباشد ولی لباس ورزشی تن کند و در پارک یا خیابان ورزش کند. این اعتقادی بود که مردم تا ۴۰-۵۰ سال پیش داشتند. همیشه کار بدنی را نشانه طبقات فقیرتر جامعه می‌دانستند.

درواقع یکی از غم‌انگیزترین صحنه‌ها برایم دیدن افرادی است که با ورزش‌های هوازی طولانی‌مدت و ساعت‌ها پیاده‌روی و افزایش میزان مصرف انرژی خود سعی دارند به تناسب‌اندام برسند، چون هرگز برایشان ثمری به بار نخواهد آورد به‌جز اینکه کار را برایشان دشوارتر می‌کند. افراد چاق هر چه انرژی بیشتری مصرف کنند لاغر شدن را برای خود سخت‌تر می‌کنند.

سال ۲۰۰۵ سال انفجار ورزش گرایی

تا ۵۰ سال پیش ورزش‌های کمی در دنیا مرسوم بودند، امروز صدها نوع ورزش جدید و متنوع با اسم‌های جدید و جذاب و دستگاه‌های ورزشی جدید اختراع‌شده است، استپ، اسپینینگ، بادی‌پامپ، کراس‌فیت، ورزش با وزنه، تی آر ایکس، زومبا، ایروبیک، یوگا، کالیستنیک، بادی‌ریتم، بادی کامبت، پاور یوگا، پیلاتس، زومبا و یک لیست ادامه‌دار از ورزش‌های جدیدی که بعدها اختراع خواهند شد.

رسانه‌ها، مجلات تناسب‌اندام و سبک زندگی، دکترها و تمام رسانه‌ها مدام به افراد توصیه می‌کنند که بیشتر فعالیت کنند. در بالا به آمار سال‌های قدیمی‌تر و سال ۲۰۰۵ اشاره کردم، زمانی که هنوز شبکه‌های اجتماعی، شبکه‌های ارتباطی مجازی، تلفن‌های هوشمند لمسی، تبلت و تکنولوژی‌هایی که آن‌ها را مقصر زندگی ساکن می‌دانیم، رواج نداشتند. سال ۲۰۰۵ به گزارش آمار، سالی بود که مردم بیش از همیشه ورزش می‌کردند و تحرک داشتند و سال انفجار ورزش گرایی نامیده شد، اما در همان زمان چاقی و اضافه‌وزن در بالاترین نرخ تا به آن زمان بود. اگر راه‌حل کاهش چربی را ورزش و تحرک بیشتر می‌دانیم، چطور ممکن است انفجار ورزش گرایی و انفجار اپیدمی چاقی با هم همراه شوند!! بهتر است هوشمندانه‌تر به دنبال

راه‌حل بگردیم. شاید باور تأثیر تحرک و افزایش فعالیت بر میزان ذخایر چربی بدن افسانه‌ای بیش نباشد. افسانه‌ای که ساعت‌ها از زندگی با ارزش افراد، حتی سال‌ها پیش، وقت خودم، در آن راه هدر رفته است.

البته یادآوری کنم که تمام ورزش‌ها یکسان نیستند، ورزش‌هایی مثل بدن‌سازی و ورزش‌های قدرتی، کالیستنیک و غیره برای بدن و برای کاهش چربی بسیار مفید هستند، اما تحرک داشتن با هدف مصرف بیشتر انرژی بیهوده است.

تحقیق بر روی دونده‌ها

در سال ۲۰۰۶ دکتر پل ویلیامز، متخصص آمار از دانشگاه برکلی و پیتر وود متخصص فیزیولوژی از دانشگاه استنفورد، در تحقیق آماری بر روی ۱۳۰۰۰ عضو انجمن Worlds Runners مشاهده کردند آن‌هایی که مسافت‌های طولانی‌تری می‌دویدند، وزن کمتری داشتند (هم عضلات و هم چربی کمتر). درواقع افرادی که بدن‌های لاغرتری دارند و بدن‌شان آماده سوزاندن انرژی به‌جای ذخیره کردن است، تمایل بیشتری به دویدن‌های طولانی داشتند. اما نکته مهم این است که تمام دونده‌ها با گذر زمان چاق‌تر می‌شدند. دکتر ویلیامز و وود، بر طبق محاسبات قانون انرژی در پایان تحقیق به این نتیجه‌گیری رسیدند که حتی بهترین دونده‌ها برای حفظ وزن قبلی خود احتمالاً می‌باید هرسال هفته‌ای ۴ کیلومتر به مسافت دویدن خود اضافه کنند تا وزن اضافه‌ای که به دست می‌آورند را بسوزانند.

حالا باهم محاسبه کنیم. فرض کنیم دونده‌ای هفته‌ای ۵ روز، هرروز ۵ کیلومتر می‌دود، چیزی معادل هفته‌ای ۲۵ کیلومتر (مسافتی منطقی و نه‌چندان زیاد)، باید طبق محاسبات قانون انرژی برای سوزاندن اضافه‌وزن خود هرسال هفته‌ای ۴ کیلومتر به مقدار دویدن خود اضافه کند، فقط برای اینکه تناسب‌اندام قبلی را حفظ کند. این منطق ما را به این نتیجه می‌رساند که این فرد باید در ۴۰ سالگی برای حفظ تناسب‌اندام خود باید ۵ روز هفته یک نیمه ماراتن را بدود. این مقدار در ۵۰ و ۶۰ سالگی بیشتر می‌شود.

اگر با این منطق به‌جایی می‌رسیم که صرفاً برای حفظ تناسب‌اندام لازم است دونده ماراتن شویم، باید در این منطق و تعبیر قانون انرژی شک کرد.

باور ارتباط ورزش و لاغری

این باور که مصرف بیشتر انرژی با ورزش، می‌تواند به آب کردن چربی‌ها کمک کند، صرفاً از این فرض ناشی می‌شود که میزان خوردن و اشتهای ما، کاملاً از میزان انرژی‌ای که بدنمان مصرف می‌کند مجزا است و می‌توان با ثابت نگه داشتن یکی از این دو، دیگری را تغییر داد، بدون اینکه تغییری در دیگری ایجاد شود. بسیاری فرض می‌کنند می‌توان با ثابت نگه‌داشتن میزان کالری‌های مصرف‌شده، انرژی بیشتری را با ورزش بسوزانند و درنهایت لاغر شوند.

کسانی که فکر می‌کنند با مصرف بیشتر انرژی و کم خوردن می‌شود میزان چربی‌های ذخیره‌شده را تغییر داد، چربی‌ها را به دید سطل آشغالی برای انرژی‌های اضافه بدن می‌بینند، درصورتی‌که سلول‌های چربی، بخش بسیار مهمی از فرایند تنظیم انرژی و سوخت‌وساز بدن هستند و حتی سلول‌های چربی، خود هورمون ترشح می‌کنند. همان‌طور که گفتیم سلول‌های چربی هورمونی به نام لپتین ترشح می‌کنند. این هورمون به بدن می‌گوید چه وقت گرسنه شود و چه وقت لازم نیست گرسنه باشد. گرسنگی و میزان ذخایر چربی ارتباط تنگاتنگی باهم دارند. بسیار ساده‌لوحانه است که با سیستم فوق پیچیده‌ی هورمون‌ها و آنزیم‌های بدن سعی کنیم مانند یک دستگاه مکانیکی بسیار ساده‌ای که اگر یک پارامتر را عوض کنیم تأثیری روی پارامترهای دیگر ندارد، برخورد کنیم.

برگردیم به اولین سؤالی که در این کتاب مطرح کردم. فرض کنید شما را به یک مهمانی با بهترین غذاها دعوت کرده‌ام و به شما گفته‌ام با نهایت اشتها و تمایل به خوردن به مهمانی بیایید، چه خواهید کرد؟ جواب واضح است سعی می‌کنید ناهار کمتر بخورید یا حتی نخورید، یا اینکه بیشتر فعالیت کنید و انرژی بیشتری مصرف کنید، یا ترکیبی از هر دو. تا درنهایت خود را آماده کنید تا با نهایت اشتها وحشیانه به خوردن غذاهای فوق‌العاده خوشمزه و وسوسه‌انگیز بپردازید.

در روانشناسی اصطلاحی وجود دارد به اسم «کاگنیتیو دیسننس یا اختلال شناختی»، پدیده‌ای که در آن فرد سعی می‌کند یک سری عقاید متناقض را در ذهنش باور کند. درحالی‌که خودش هم می‌داند باهم تناقض دارند، اما در بن‌بستی ذهنی گیرکرده که نمی‌تواند از هیچ‌کدام از عقاید دل بکند، چون جایگزینی برای

عقیده‌ای که دور انداخته می‌شود ندارد و با دور انداختن هر کدام از این عقاید متناقض خلایی در ذهنش می‌ماند. تصمیم بگیرید که کدام یکی از این دو عقیده را می‌خواهید در ذهن‌تان نگه‌دارید و کدام را دور بریزید.

پایان افسانه کالری‌ها

در این کتاب اگر دوست داشته باشم یک جمله را ملکه ذهن کنید این است که «کالری‌ها مهم نیستند». مهم نیست چند کالری می‌خورید یا چند کالری می‌سوزانید، یا متابولیسمتان را چطور افزایش می‌دهید. این موضوع سال‌های سال دقیقاً مانند صاف بودن زمین آن‌قدر بدیهی به نظر آمده که تغییر این عقاید تلاش زیادی لازم دارد. درک این اصل که کیفیت غذاهایی که می‌خورید بسیار مهم است و اینکه چاقی یک بیماری هورمونی است، مهم‌ترین نکته در تغذیه است.

این باورهای اشتباه آن‌قدر در بین مردم رواج یافته و به‌عنوان اصولی بدیهی جاافتاده‌اند که مطمئن هستم، پس از خواندن این کتاب اگر با اطرافیان در مورد نکاتی که یاد گرفته‌اید صحبت کنید، مسلماً تعداد بسیار زیادی مخالف خواهید داشت. دقیقاً به همین دلیل بخش عمده این کتاب را به توضیح دلایل علمی می‌پردازم تا بتوانید با استفاده از آن‌ها دوستان و اطرافیانتان را قانع کنید. در مشاوره‌هایم دیده‌ام اگر به مراجعین دلیل کافی برای باور توصیه‌هایم ندهم، آن را انجام نمی‌دهند و درنهایت کاری که خودشان باور دارند را انجام می‌دهند. حتی اگر خودشان باور کنند، ولی نتوانند کارشان را برای اطرافیانشان توجیه کنند باز توصیه‌ها را عملی نخواهند کرد. در این کتاب نهایت سعی‌ام را می‌کنم تا شما را قانع کنم این باورهای اشتباه را دور بریزید و دلایل کافی بدهم تا بتوانید بقیه را نیز قانع کنید.

بسیاری از افراد را دیده‌ام که یک قوطی نوشابه می‌خورند و پیش خود توجیه می‌کنند که اکنون یک بطری نوشابه با ۱۰۰ کالری خواهند خورد و در عوض شب چند دقیقه بیشتر پیاده‌روی خواهند کرد. اگر درک کنید که موضوع کالری نیست می‌فهمید که بدون توجه به اینکه آن ۱۰۰ کالری قند را با پیاده‌روی بسوزانید یا نه ضرری که به بدنتان وارد می‌شود را نمی‌توان با سوزاندن انرژی بیشتر جبران کرد و این ۱۰۰ کالری قند تأثیر خود را بر روی تناسب‌اندام و سلامتتان خواهد

گذاشت، حتی اگر شب با ورزش و پیاده‌روی ۲۰۰ کالری انرژی بسوزانید.

نوشابه صفر کالری

این دام بسیار بزرگی است که اغلب افراد در آن گرفتار می‌شوند و بعد از خواندن این کتاب امیدوارم شما هرگز در این دام نیفتید. نظرتان در مورد یک نوشابه رژیمی با صفر کالری انرژی چیست؟ مهم نیست که آن نوشابه صفر کالری انرژی دارد. آن نوشابه به دلیل افزودنی‌ها و مزه شیرین و مواد شیمیایی تأثیر منفی بر چاقی خواهد داشت. اگر در شرایط یکسان بخواهیم اثر چاق‌کنندگی یک نوشابه با ۱۰۰ کالری را با ۱۰۰ گرم کره حیوانی با ۷۰۰ کالری را مقایسه کنیم، اثر چاق‌کنندگی نوشابه با ۱۰۰ کالری بسیار بیشتر از ۷۰۰ کالری کره حیوانی است. کل این کتاب برای این است که درک کنید کیفیت غذاهایتان است که شما را سالم یا مریض می‌کند و نه مقدار غذاها. نوشیدن مقداری آب بیشتر یا کمتر، تأثیری در سلامت شما ندارد. اما حتی نوشیدن روزی یک لیوان آب ناسالم، درنهایت تأثیر منفی روی سلامت می‌گذارد، حتی اگر فقط یک لیوان در روز باشد.

تحرک بیشتر شما را چاق‌تر می‌کند - شماره ۱

همان‌طور که قبلاً هم به آن اشاره کردم، بدن به‌طور هوشمندی می‌تواند میزان مصرف انرژی خود را تغییر دهد و یا با ترشح هورمون گرسنگی شما را مجبور به خوردن کند.

راسل وایلدر متخصص تغذیه از کلینیک چاقی و دیابت ییل، در سخنرانی‌اش در مورد نتیجه تجاربش در درمان مراجعان خود می‌گوید، مراجعینش با افزایش خواب و استراحت نتایج بسیار بهتری می‌گیرند تا با افزایش مصرف انرژی. دکتر وایلدر می‌گوید، این نکته کاملاً با باورهایمان تناقض دارد اما یک واقعیت است، و سرنخی است تا به شیوه‌ای متفاوت به فرایندهای مصرف انرژی بدن نگاهی بیندازیم.

نکته مهم صحبت‌های این فصل کتاب این است که، افزایش استراحت می‌تواند سرعت لاغری را بیشتر کند و افزایش مصرف انرژی و فعالیت بیشتر می‌تواند

باعث کاهش و گیرکردن برنامه کاهش وزن شود. نکته مهم این است، همان‌طور که قبلاً صحبت کردیم وقتی بدن و سلول‌های شما به دلیل شرایط هورمونی بدن «انرژی دزدی» دارند، و بدن تمایل دارد که انرژی را نگه دارد و مغز قادر به دیدن چربی‌های اضافه ذخیره شده نیست، اگر بیشتر فعالیت کنید و بیشتر انرژی مصرف کنید، این باعث می‌شود اشتها و نیازتان به خوردن بیشتر شود. در نتیجه مجبور می‌شوید بیشتر بخورید، این بیشتر خوردن یعنی بدن راحت‌تر می‌تواند انرژی دزدی کند، چون همیشه درصدی از چیزی که می‌خورید را به‌عنوان چربی ذخیره می‌کند و آن را به‌راحتی پس نمی‌دهد. هر چه میزان خوردن بیشتر باشد بدن انرژی بیشتری را به‌عنوان چربی ذخیره می‌کند، حتی اگر میزان فعالیتتان را هم به همان نسبت افزایش دهید.

اگر بدن فردی «انرژی دزدی» داشته باشد، اگر او روزی ۲۰۰۰ کالری غذا بخورد و ۲۰۰۰ کالری مصرف کند، احتمال چاق شدنش کمتر از حالتی است که روزی ۴۰۰۰ کالری بخورد و ۴۰۰۰ کالری هم مصرف کند. کاملاً می‌دانم که این خلاف باورهای عمومی است، اما علم بیولوژی این را به ما می‌گوید.

هرچه بیشتر بخورید و بیشتر بسوزانید، اثر منفی غذاهایتان بر روی انسولین بیشتر می‌شود. چون با دو برابر خوردن از غذاهای همیشگی، دو برابر کربوهیدرات به بدن می‌رسد و انسولین بیشتری باید ترشح شود، کبد و بدنتان مجبور است دو برابر کار کند و بدن بیشتر در برابر انسولین مقاوم می‌شود و درنتیجه چاق‌تر می‌شوید.

تحرک بیشتر شما را چاق‌تر می‌کند – شماره ۲

اگر از فصل قبل یادتان باشد، مشکل افرادی که اضافه وزن داشتند این بود که قبل از اینکه بدنشان وارد فاز چربی‌سوزی شود، انرژی کم می‌آوردند و گرسنه می‌شدند. حالا فرض کنید که این افراد کمی فعال‌تر شوند. آیا این کمک می‌کند که راحت‌تر به چربی‌سوزی برسند یا باعث می‌شود زودتر کم‌بیاورند و گرسنه شوند؟

تحرک بیشتر متابولیسم را کم می‌کند

ژان بقوسیان در کتاب جالب خود با عنوان «شکستن مرزهای عملکرد»، که

خواندنش را شدیدا توصیه می‌کنم، توضیح می‌دهد که بخشی از مغز که مغز قدیمی نام دارد و مسئول وقف دادن بدن با شرایط است، می‌تواند هر کاری را که زیاد انجام دهیم را بهینه کند و هر چه کاری را بیشتر انجام دهیم، بدن در دفعات بعد برای انجام آن کار انرژی کمتری مصرف خواهد کرد.

احتمالاً همه اولین جلسه تمرین رانندگی را یادمان هست. معمولاً افراد پس از اولین جلسه رانندگی آن‌قدر خسته می‌شوند که مجبورند دقیقاً بعد از آن چند ساعتی را بخوابند. اما پس از چند هفته رانندگی، این کار آن‌قدر راحت می‌شود که شاید روزانه کیلومترها رانندگی کنیم، بدون اینکه مانند جلسه اول خسته شویم.

اگر بعد از مدت‌ها برای اولین بار صبح به کوهنوردی بروید، احتمالاً از فرط خستگی و به دلیل مصرف زیاد انرژی، مجبور خواهید شد کل بعدازظهر را بخوابید یا بی‌حال به کارهای سطحی و ساده بپردازید. اما پس از چند هفته کوهنوردی، به‌راحتی قادر خواهید بود تا بعدازظهر کوهنوردی کنید و بعدازظهر سرحال‌تر از همیشه به کارهای دیگرتان بپردازید. این نکته را همه ما به‌خوبی می‌دانیم.

درواقع بدن به‌راحتی بعد از مدتی خود را با شدت فعالیت‌ها وقف می‌دهد و برای فعالیت‌های سابق انرژی بسیار کمتری را مصرف می‌کند. فعالیت‌ها دیگر به‌اندازه سابق انرژی مصرف نمی‌کنند. در آزمایشگاه‌های دقیق با اندازه‌گیری میزان تنفس و دی‌اکسیدکربن آزادشده توسط بدن به‌راحتی می‌توان مقدار انرژی‌ای که فرد در زمان فعالیت می‌سوزاند را سنجید. این آزمایش‌ها نشان داده افرادی که تازه می‌خواهید ورزش و دویدن را شروع کنند به ازای هر کیلومتر دویدن انرژی زیادی را مصرف می‌کنند، اما پس از سه هفته تمرین دویدن و پیاده‌روی سریع، به ازای هر کیلومتر دویدن انرژی بسیار کمتری مصرف می‌کنند.

اگر زندگی بسیار ساکن و پشتِ‌میزنشینی داشته باشید و یک روز مجبور شوید کار بدنی سختی را انجام دهید، مثلاً خانه‌تکانی کنید، بدنتان آن روز انرژی زیادی را مصرف خواهد کرد. اما برای کسی که به کار بدنی سخت عادت دارد این کار انرژی بسیار کمتری مصرف می‌کند.

این یعنی هر چه فعالیت بیشتری بکنید، بدن شما در هنگام فعالیت انرژی کمتری مصرف می‌کند. کسانی که سعی دارند با افزایش فعالیت، انرژی بیشتری بسوزانند و

درنتیجه لاغر شوند. پس از مدتی حتی همان فعالیت قبلی انرژی سابق را نمی‌سوزاند و مجبور هستند برای سوزاندن همان تعداد کالری‌های قبلی، فعالیت‌های خود را مدام بیشتر کنند. این به‌وضوح باید نشان دهد که افزایش فعالیت راه‌حل لاغری نیست.

تحرک بیشتر، شما را چاق‌تر می‌کند –شماره ٤

دلیل دیگری که تحرک و ورزش می‌تواند حتی باعث چاقی افراد شود، تخمین خوش‌بینانه افراد از میزان کالری‌های سوزانده شده در ورزش است. این موضوع را به‌وفور در افرادی که رژیم می‌گیرند می‌بینم که به بهانه اینکه چند دقیقه ورزش کرده‌اند به خود اجازه می‌دهند، زیاد غذا بخورند و مهم‌تر اینکه از نوع غذاهای بد انتخاب می‌کنند. این کار، کاهش وزن را برایشان سخت‌تر می‌کند. تحرک داشتن و ورزش کردن بسیار کمتر از چیزی که فکر کنید انرژی مصرف می‌کند.

رابرت بنتینگ از اولین کسانی بود که در رابطه با رژیم غذایی و کاهش چربی کتاب پرفروشی نوشت. او در کتابش می‌نویسد: «وقتی تلاشم را برای لاغر شدن شروع کردم، دوستی توصیه کرد که ورزش کنم و انرژی بیشتری بسوزانم. روزی ٣ ساعت به قایق‌سواری و پارو زدن پرداختم، پس از چند ماه به‌وضوح عضلانی‌تر شده بودم، اما اشتهای عجیبی پیداکرده بودم و حتی چاق‌تر از قبل شده بودم تا اینکه متخصصی توصیه کرد که این ورزش کردن و هدر دادن انرژی را تمام کنم و به‌جای این کارها بیشتر استراحت کنم. بالاخره با متوقف کردن ورزش و افزایش استراحت توانستم از شر چربی‌های اضافه خلاص شوم».

تیر خلاص

تئوری، «بیش خوری و فعالیت کم باعث چاقی می‌شود، پس با کم خوردن و افزایش تحرک می‌توان لاغر شد» را می‌توان از این بعد یک تئوری مرده و دفن شده در قبرستان تئوری‌های نادرست علمی دانست.

با مثال فوق‌العاده زیر تیر خلاص را بر پیکر این تئوری بزنیم.

در اوایل سال‌های ١٩٧٠، دکتر جرج وید، آزمایش بسیار مهمی انجام داد. در این

آزمایش جرج، غدد جنسی موش‌های مؤنث را با عمل جراحی از بدنشان خارج کرد. پس از انجام عمل جراحی موش‌ها به‌شدت هر چه جلویشان بود را می‌خوردند. تمامی موش‌ها به‌سرعت چاق می‌شدند. پس آیا می‌توان دلیل چاقی را پرخوری دانست؟

در آزمایش دوم، جرج، پس از عمل جراحی، رژیم غذایی محدودکننده‌ای را به موش‌ها تحمیل کرد. در این رژیم، غذایی که به موش‌ها داده می‌شد دقیقاً همان مقداری بود که قبل از عمل جراحی به‌صورت طبیعی می‌خوردند. هدف این بود که دیگر موش‌ها نتوانند پرخوری کنند و چاق شوند. این موش‌ها حتی اگر می‌خواستند پرخوری کنند، امکانش وجود نداشت. نکته‌ی بی‌نهایت جالب اینکه، این موش‌ها هم، پس از عمل جراحی، در مدت کوتاهی دقیقاً به‌اندازه موش‌های آزمایش قبلی چاق می‌شدند. با این تفاوت که این موش‌ها دیگر هیچ تحرکی نداشتند و به‌ندرت حرکت می‌کردند. فقط وقتی غذا را به‌طرف دیگر قفس انتقال می‌دادند موش‌ها حرکت می‌کردند تا به غذا برسند. این موش‌ها بسیار زیاد می‌خوابیدند و دمای بدنشان کم شده بود.

با در کنار هم قرار دادن این دو آزمایش به‌خوبی می‌توان ارتباط بین میزان اشتها، میزان انرژی و تحرک و تمایل بدن به چاق شدن را درک کرد. بدن وقتی در شرایطی قرار می‌گیرد که تمایل به چاق شدن دارد، اشتها به‌شدت زیاد می‌شود و فرد پرخور می‌شود. اگر فردی بااراده یا به‌زور سعی کند کمتر بخورد، بدنش مانند قبل به جمع‌کردن چربی ادامه خواهد داد با این تفاوت که میزان انرژی بسیار کمی برای مصرف خواهد داشت و روزهایش خسته و بی‌بازده خواهد بود. بدنش، به هر ترتیبی سعی خواهد کرد، انرژی کمتری مصرف کند، حتی باکارهایی مثل کم کردن دمای بدن و کم کردن تمرکز و قدرت مغز. به نظرتان چرا بدن بیشتر افرادی که رژیم می‌گیرند و کالریهایش را کم می‌کنند سردتر می‌شود؟

پرخوری و کم‌تحرکی نتیجه تمایل بدن برای جذب چربی است.

دلیل چاق شدن این موش‌ها پس از عمل جراحی برداشتن غدد جنسی، کم شدن هورمون استروژن در بدن این موش‌ها است. همان‌طور که در کتاب مرجع «Williams textbook of endocrinology» که در مورد هورمون‌های بدن است آمده، هورمون استروژن باعث کم شدن فعالیت لیپوپروتئین لیپاز (LPL) می‌شود. اگر

از فصل‌های قبلی کتاب یادتان باشد، LPL آنزیمی است که به سلول‌ها می‌چسبد و مانع از خروج چربی از سلول‌های چربی می‌شود. اگر LPL بر سلول چربی فعال شود آن سلول پر از چربی می‌شود. استروژن در بدن باعث کم شدن فعالیت آنزیم‌های LPL روی سلول‌های چربی می‌شود. وقتی در موش‌ها هورمون جنسی استروژن آن‌ها کم می‌شد، به‌شدت چاق می‌شدند و مجبور بودند کم‌تحرک و پرخور شوند. اما وقتی پس از عمل جراحی مدام به آن‌ها هورمون استروژن تزریق می‌شد آن‌ها هم مانند موش‌های دیگر کاملاً طبیعی زندگی می‌کردند و هرگز چاق نمی‌شدند و اگر مقدار بیش‌ازحد نرمال به آن‌ها استروژن تزریق می‌شد حتی لاغرتر از قبل می‌شدند.

موش‌ها به این دلیل که سلول‌های چربی‌شان مقدار زیادی از انرژی‌ای که می‌خوردند را می‌دزدید، مجبور بودند انرژی روزانه‌شان را با خوردن بیشتر تأمین کنند و ازآنجایی‌که چاق‌تر و سنگین‌تر می‌شدند، بدنشان نیاز بیشتری به انرژی پیدا می‌کرد و پرخوری‌شان تشدید می‌شد. افراد چاق به دلیل سنگین بودن مجبور هستند انرژی بیشتری مصرف کنند، یک فرد چاق را می‌توان فردی لاغر فرض کرد که یک کوله‌پشتی سنگین چندین کیلویی را مدام با خود حمل می‌کند، مسلما این فرد انرژی بسیار بیشتری نیاز دارد تا فردی که هیچ وزن اضافه‌ای همراه ندارد.

جواب یک معمای دیگر

حالا جواب یکی دیگر از معماهای مطرح شده را هم می‌توانیم بدهیم. چرا زنان پس از دوران یائسگی عموماً چاق می‌شوند؟

این هرگز به این دلیل نیست که رژیمشان را رعایت نمی‌کنند یا پرخور و تنبل و بی‌توجه به وضع ظاهرشان شده‌اند، دلیلش این است که شرایط هورمونی بدنشان آن‌ها را مجبور می‌کند یا پرخور شوند یا تنبل و کم انرژی. این آزمایش یک نکته دیگر را هم مشخص می‌کند، که وقتی بدن نیاز دارد انرژی را در سلول‌های چربی زندانی کند، باکم خوردن و رژیم هرگز نمی‌توان، آن چربی‌ها را آب کرد.

مضحک است که به‌جای توجه به سیستم هورمونی بدن، برخی به اصطلاح متخصصان تغذیه به افراد چاق توصیه می‌کنند که مواظب کالری‌های غذایشان باشند و کمتر بخورند و بیشتر تحرک داشته باشند. این را مادر بزرگ من هم می‌تواند

توصیه کند، نیازی به تخصص ندارد. متخصص تغذیه باید بدن و سیستم‌های هورمونی بدن را بشناسد و طبق آن به رژیم درمانی بپردازد.

کم شدن سطح هورمون‌های جنسی یکی از عواملی است که باعث می‌شود آنزیم‌های ذخیره‌ساز چربی، در بدن و مخصوصاً در ناحیه شکمی، فعال‌تر شود. دقیقاً یکی از دلایل چاق شدن مردان با گذر سن هم این موضوع است که هر چه سن بالا می‌رود، سطح هورمون‌های جنسی‌شان کمتر می‌شود.

این دو آزمایش عالی از جرج وید، به‌خوبی روشن می‌کند که اشتها و میزان مصرف انرژی توسط بدن دو عامل کاملاً مرتبط به هم هستند، و نمی‌توان یکی را دست‌کاری کرد بدون اینکه دیگری تغییر نکند. اگر بدن نیاز داشته باشد با ترشح هورمون‌های گرسنگی کاری می‌کند بیشتر بخوریم و اگر بیشتر نخوریم و خود را با‌اراده قوی کنترل کنیم، متابولیسم را کاهش می‌دهد. یادتان نرود مهم‌ترین راهی که بدن برای کاهش متابولیسم استفاده می‌کند سوزاندن عضلات است. این دو آزمایش دید ما را نسبت به دلایل چاق شدن، برعکس می‌کند. دلیل چاق شدن پرخوری و کم‌تحرکی نیست، کم‌تحرکی و پرخوری ناشی از تمایل بدن برای چاقی است. بدن کسی که می‌خواهد چاق شود، او را مجبور می‌کند پرخوری کند و همچنین با کاهش متابولیسم او را تنبل و بی‌حوصله می‌کند. کاهش متابولیسم یکی از اثرات چاق شدن است و نه دلیل چاق شدن. خیلی رک، افرادی که سعی دارند با افزایش متابولیسم خود روزی به تناسب‌اندام برسند، کاری جز کوبیدن آب در هاون انجام نمی‌دهند.

قحطی و عضله سوزی

در آزمایش‌های قبل دیدیم که وقتی بدن حیوانی یا فردی به چاقی تمایل پیدا کند، آن‌ها تنبل یا پرخور می‌شوند یا ترکیبی از این دو عامل. اما چه می‌شود اگر هم رژیم بگیریم و هم فعالیت خود را بالا ببریم؟

وقتی ژان میر موش‌هایی را که به روش‌های مختلف چاق کرده بودند را مجبور کرد، ورزش کنند و غذای بسیار کمی به آن‌ها داد، موش‌ها بازهم چاق می‌شدند، دقیقاً به‌اندازه موش‌هایی که مجبور نبودند ورزش کنند و از یک رژیم اجباری پیروی کنند. اما عضلات، مغز و قلبشان کوچک‌تر می‌شد. بدن به سوزاندن عضلات می‌پرداخت و

بااینکه وزنشان کم می‌شد اما چاق‌تر می‌شدند. این همان عضله سوزی‌ای است که بسیاری از افرادی که رژیم می‌گیرند دچارش می‌شوند. درنهایت این موش‌ها حتی از کمبود انرژی می‌مردند با اینکه هنوز روی بدنشان مقدار زیادی چربی وجود داشت. این موش‌ها لاغر نمی‌شدند بلکه به نسخه‌ی کوچک شده‌ای تبدیل می‌شدند که هم چربی و هم مغز و هم قلب و عضلاتشان کوچک شده بود.

دکتر استیون رانسن، می‌گوید سلول‌ها وقتی در حال چاق شدن هستند و انرژی دزدی می‌کنند، انرژی کمی برای بقیه اعضای بدن باقی می‌ماند. در این حالت اگر رژیم بگیریم، بدن، در سطح سلولی با کمبود انرژی مواجه می‌شوند و یک قحطی در سطح سلولی، ایجاد می‌شود که مجبورید یا بیشتر از نیاز بخورید یا بدن با کم کردن متابولیسم و سوزاندن مقدار کمتری انرژی این کمبود انرژی را مدیریت کند. در واقع بدن بخشی از انرژی‌های واردشده را می‌دزدد.

کم شدن متابولیسم نتیجه‌ی این است که بدن فرد در فاز چاق شدن است و سطح انسولین بدنش اجازه نمی‌دهد سلول‌ها به انبوهی از انرژی‌های ذخیره‌شده در سلول‌های چربی دسترسی پیدا کند و انرژی کمی در اختیار سلول‌ها است. در این حالت بدن، وقتی می‌خواهد انرژی ذخیره کند اول از همه به عضله سوزی روی می‌آورد. چون در بدن، عضلات، انرژی زیادی مصرف می‌کنند و با کم کردن عضلات به راحتی قادر است انرژی مصرفی بدن را کاهش دهد. این عضلات حتی شامل عضلات قلب و اندام‌های حیاتی بدن هم می‌شود.

عضله‌سوزی و کاهش متابولیسم نتیجه‌ی این است که بدن تمایلی به از دست دادن چربی ندارد اما با کم کردن کالری و ورزش و تحرک سعی داریم بدن را مجبور به لاغری کنیم. دقیقا به همین دلیل است که بسیاری از افرادی که خود را درگیر رژیم‌های کاهش کالری می‌کنند، دچار کم کاری تیروئید می‌شوند و لاغر شدن را برای خودشان خیلی سخت‌تر می‌کنند. این همان اشتباه مهلک در حل کردن مکعب روبیک است، که در ابتدای کتاب مطرح کردم.

فصل بعد برویم و بقیه تکه‌های پازل را در جای درست‌شان قرار دهیم تا تصویر را واضح‌تر ببینیم.

پاسخ به معماها

میلیاردرهای بی‌پول

افرادی که ۳۰ کیلو اضافه‌وزن دارند، ۲۴۰۰۰۰ کالری ذخیره‌شده در بدن دارند. اما وقتی چند ساعت غذا به آن‌ها نرسد، بدنشان باز گرسنه می‌شود. اگر با روش‌هایی مثل داروهای کاهش اشتها یا خوردن بیش‌ازحد قهوه یا تحمل گرسنگی سعی کنند این گرسنگی را دور بزنند، بدنشان وارد قحطی سلولی می‌شود و سلول‌ها انرژی‌ای برای سوزاندن نخواهند داشت و متابولیسم بدن کم می‌شود.

کسی که ۳۰ کیلو اضافه‌وزن دارد ولی گرسنه می‌شود و سعی می‌کند با خوردن، انرژی‌اش را تأمین کند، به دید من مثل فردی است که میلیاردها پول در حساب بانکی خود پس‌انداز کرده، اما چون رمز دسترسی به آن پول‌ها را ندارد، مجبور است هرروز سخت کار کند تا پول لازم برای سرکردن آن روز را به دست آورد. غم‌انگیز است. افراد چاق هزاران هزار کالری انرژی ذخیره شده دارند ولی بدنشان برای چند ۱۰۰ کالری گدایی می‌کند و بیتاب می‌شود. کافی است رمز حساب «بانک چربی‌های» خود را داشته باشید تا بدون زحمت لاغر شوید.

وقتی بدنتان صدها هزار کالری ذخیره دارد، اما هنوز گرسنه می‌شود و به شما می‌گوید باید بیشتر بخورید، این یک مشکل پزشکی است و نه مشکل اراده و تنبلی.

به قول یک متخصص فیزیولوژی از دانشگاه جان هاپکینز افرادی که بدنشان نیاز دارد چاق شوند با زیاد خوردن چاق نمی‌شوند، بلکه «هراندازه خوردن» آن‌ها را چاق می‌کند. چه کم بخورند و چه زیاد. تنها فرقش این است که با کم خوردن، فقط خود را بیشتر اذیت می‌کنند و ضرر بیشتری به متابولیسم‌شان وارد می‌کنند.

بدن حاضر است به بهای از دست دادن عضلات، چربی‌ها را نگه دارد این یعنی چربی‌ها هرگز مثل یک سطل آشغال برای ذخیره کردن انرژی‌های اضافه نیستند.

پاسخ معمای چاقی و سو تغذیه

قبیله‌های فقیری که در اول کتاب مثال زدیم را یادتان هست؟ افراد این قبایل یا چاق می‌شدند یا از سو تغذیه به‌شدت لاغر می‌شدند. مثل مادرانی که چاق بودند ولی بچه‌های خردسالشان از گرسنگی می‌مردند. این به این دلیل نیست که مادران از غذای کودکشان می‌زدند تا خودشان بتوانند بیش از نیاز بخورند. بلکه بدن مادران در طی سال‌ها تمایل پیداکرده بود که چاق بماند، بنابراین حتی با اندک غذای بی‌کیفیت چاق می‌شدند و گروه دیگری که بسیار نحیف می‌ماندند نیز همان مقدار غذا را می‌خوردند ولی بدنشان نیازی به حفظ چربی‌ها نداشت، بنابراین بسیار لاغر می‌شدند.

مسلماً عضله سوزی اتفاقی است که به هیچ قیمت نباید در بدن صورت بگیرد، اگر قرار است در بدنتان عضله سوزی انجام شود و اعضای حیاتی بدن مثل کلیه و قلب و غیره را فدای رژیم غذایی‌ای کنید که درنهایت نمی‌تواند در بلندمدت پایدار بماند، یک فاجعه است.

اکنون ما می‌توانیم با این تئوری جدید تمام مثال‌های نقضی که پیش‌تر با نظریه‌های قبلی قابل توجیه نبودند را به درستی توجیه کنیم. افرادی که به کالری شمردن فکر می‌کنند و باور دارند «عامل چاق شدن، زیاد خوردن است و با کنترل میزان خوردن و سوزاندن انرژی می‌توانند روزی لاغر شوند»، افرادی هستند که بدن انسان را که به‌طور خارق‌العاده‌ای طراحی‌شده است را با یک دستگاه مکانیکی ساده و غیرهوشمند که باید آن را دستی کنترل کنند اشتباه گرفته‌اند. بااینکه تمام نکات این کتاب بسیار خلاف چیزهایی است که به‌اصطلاح متخصصان تغذیه دیگر به‌اشتباه به شما یاد خواهند داد، ولی آن‌قدر موارد اشاره شده روشن هستند که کل

اعتبارم را برای نوشتن چنین کتابی که گفته‌هایش کاملاً خلاف باور عموم است، سرمایه‌گذاری کرده‌ام.

من نبودم دستم بود، تقصیر هورمونم بود

تیروئید یکی از هورمون‌هایی است که تحت نظارت هیپوتالاموس که قبلاً صحبت شد، سوخت‌وساز بدن را کنترل می‌کند. افرادی که کم‌کاری تیروئید داشته باشند متابولیسم پایینی دارند، انرژی کمتری می‌سوزانند و انرژی کمتری برای فعالیت در اختیار دارند. بسیاری، چاق شدن خود را به گردن کم‌کاری تیروئیدشان می‌اندازند. اما کم‌کار شدن تیروئید و کاهش متابولیسم نتیجه‌ی قحطی‌ای است که در سطح سلولی در بدنشان به وجود آورده‌اند. کم شدن متابولیسم و کم شدن انرژی یکی از دست‌آوردهای! یک بدن متمایل به چاقی یا به‌اصطلاح پزشکی «بدن لیپوفیلیک» (چربی دوست) است. کاهش متابولیسم یکی از عوارض چاقی است، دقیقاً مانند درد یک عضو زخمی. اگر با مسکن کاری کنید که دیگر دردی احساس نکنید، این نشان نمی‌دهد زخمتان بهبود پیداکرده. درواقع به دلیل کم‌کاری هورمون تیروئید نیست که این افراد چاق می‌شوند، بلکه افراد چاقی که رژیم کم کالری می‌گیرند،هورمون تیروئیدشان کم‌کار می‌شود چون بدنشان می‌خواهد میزان مصرف انرژی سلول‌ها را کاهش دهد.

تلاش بسیاری از افراد در تناسب‌اندام مانند خوردن مسکن است. آن‌ها سعی می‌کنند نشانه‌ها و اثرات چاقی را تغییر دهند، در حالی که هرگز دلیل اصلی و ریشه‌ای را حل نمی‌کنند.

خواب زمستانی

گری تابس در کتاب استثنایی خود به نام «Good calories, Bad calories» مثال جالب و قابل تأملی را مطرح می‌کند. می‌دانیم که بسیاری از حیوانات چند هفته قبل از خواب زمستانی مقدار بسیار زیادی انرژی به‌صورت چربی ذخیره می‌کنند تا در خواب زمستانی از آن‌ها به‌عنوان سوخت استفاده کنند. این حیوانات در هفته‌های قبل از فرو رفتن در خواب زمستانی به‌شدت پرخور می‌شوند و بسیار بیش از نیاز طبیعی

می‌خورند و چاق می‌شوند. اما یک سؤال مهم!! به نظرتان اگر در چند هفته قبل از خواب زمستانی این حیوانات را مجبور به رژیم گرفتن کنیم و به آن‌ها غذایی کاملاً کنترل‌شده، یعنی دقیقاً به همان اندازه‌ای که همیشه می‌خورند بدهیم چه اتفاقی می‌افتد؟ نکته‌ی متحیرکننده این است که این حیوانات دقیقاً به همان اندازه قبلی چربی ذخیره می‌کنند، نه بیشتر و نه کمتر، با این تفاوت که این بار حیوانات به‌شدت بی‌تحرک می‌شوند و هیچ انرژی اضافه‌ای را هدر نمی‌دهند، تمایلشان به تحرک به‌شدت کم می‌شود و بیشتر اوقات روز را می‌خوابند. دمای بدنشان کم می‌شود و حتی از عضلاتشان می‌سوزانند تا بتوانند چربی ذخیره کنند. به‌وضوح اشتها و میزان مصرف انرژی دو عامل کاملاً مرتبط به هم هستند. مثال مهمانی بزرگ را به یاد دارید؟

این نشان می‌دهد بدن اگر بخواهد چربی ذخیره کند، حتی با کم خوردن هم این کار را انجام می‌دهد و نیازی به پرخوری ندارد.

این اتفاق برای بسیاری از افرادی که رژیم می‌گیرند هم صدق می‌کند. آن‌هایی که سعی می‌کنند کمتر بخورند، ناخودآگاه انرژی‌شان کمتر می‌شود، زودتر خسته می‌شوند و تمایل به انجام کارها در آن‌ها کم می‌شود. حتی دمای بدنشان کمتر می‌شود. (کم شدن توان دفاعی بدن، افزایش اضطراب و کم شدن جسارت انجام کارهای بزرگ و عصبی شدن و غیره را هم فقط در پرانتز اشاره می‌کنم). اگر در تلاشتان برای لاغر شدن پرانرژی‌تر و سرحال‌تر از همیشه نیستید، بدون تردید مسیر را اشتباه می‌روید.

من آب هم بخورم چاق می‌شوم

در جلسات مشاوره‌ام، کم رایج نیست که بگویند: «من هیچی نمی‌خورم، من نصف بقیه دوستانم غذا می‌خورم!! من اگر آب هم بخورم چاق می‌شوم». معمولاً این افراد به دروغ‌گو بودن متهم می‌شوند. همیشه به آن‌ها گفته می‌شود راه لاغری این است که کم بخورند و اگر لاغر نمی‌شوند به این دلیل است که بیش از نیازشان می‌خورند. همیشه به آن‌ها گفته می‌شوند که دروغ می‌گویند که کم می‌خورند.

آیا این افراد دروغ می‌گویند که حتی با خیلی کم خوردن چاق می‌شوند؟ جواب

این سؤال بستگی دارد از چه کسی سؤال کنید. اگر از به‌اصطلاح متخصصان تغذیه معمولی بپرسید، طبق باورهای رایج همیشه خواهند گفت که این افراد دروغ می‌گویند. ولی علم به ما می‌گوید که این افراد دروغ نمی‌گویند.

چاق‌ها دروغگو نیستند

اگر از بخش قحطی و عضله سوزی یادتان باشد، کسی که قرار باشد چاق شود، با زیاد خوردن چاق نمی‌شود، بلکه با هراندازه خوردن چاق می‌شود.

چاق شدن یک بیماری است و بدون توجه به اینکه فرد کم بخورد یا زیاد بخورد چاق خواهد شد و باکم خوردنِ فقط خود را اذیت خواهد کرد. چاقی را می‌توان به تومور تشبیه کرد. هر دو دقیقاً مقدار زیادی انرژی جذب می‌کنند و بیش‌ازاندازه رشد می‌کنند. هم تومور و هم‌سلول‌های چربی، برای رشد به مقدار زیادی انرژی نیاز دارند. همان‌طور که با کم خوردن نمی‌توان مانع از رشد تومور شد، با کم خوردن نمی‌توان مانع از جمع شدن چربی شد. حتی اگر به فردی که تومور دارد هیچ غذایی داده نشود، تومور انرژی اضافه خود را با سوزاندن بقیه اندام‌ها بدست خواهد آورد. اگر فردی برای جلوگیری از رشد چربی‌ها کم بخورد، سلول‌های چربی انرژی لازم برای رشد را از عضلات می‌گیرند و عضله سوزی پیش می‌آید. عضله سوزی چیزی است که مردم فکر می‌کنند در هر رژیمی وجود دارد اما عضله‌سوزی، فقط زمانی رخ می‌دهد که بدن نیاز به حفظ چربی‌ها داشته باشد و ما بدن را با کم خوردن و فعالیت زیاد، از آن انرژی اضافه محروم کنیم.

بسیاری از افرادی که در رژیم‌های کالری شماری وزن کم می‌کنند، از عضلات خود مایه می‌گذارند.

ارتباط دادن‌های غیرمنطقی

در اطراف‌مان افراد چاقی را داریم که بسیار زیاد می‌خورند و تنبل هستند و همواره پشت تلویزیون و لپ‌تاپ هستند. بنابراین مردم بین چاق شدن آن‌ها و زیاد خوردن ارتباط ظاهراً منطقی آماری برقرار می‌کنند و به‌صورت رایج این‌طور

نتیجه‌گیری می‌شود که دلیل چاقی آن‌ها پرخوری و تنبلی است.

اما بدون استثنا همگی، افرادی را در اطراف خود داریم که بسیار لاغر هستند و مدام در حال خوردن هستند و زندگی‌شان از دید مصرف انرژی زیاد تفاوتی با عموم ندارد. این افراد نیز زیاد می‌خورند ولی بسیارِ لاغر هستند. پس چرا بین زیاد خوردن و لاغرتر بودن ارتباطی برقرار نکنیم؟ صرفاً چون از قبل به یک چیزی اعتقاد داریم دلیل نمی‌شود که از دیدن ارتباطات متناقض با عقایدمان چشم پوشی کنیم. به هر حال اگر در حالت اول می‌توان ارتباطی بین زیاد خوردن و چاقی پیدا کرد، در حالتِ دوم هم می‌توان ارتباطی آماری بین این دو پیدا کرد. یا شاید بهتر باشد کلاً هیچ ارتباطی بین میزان خوردن و میزان چربی‌های ذخیره‌شده برقرار نکنیم.

داستان قوی مشکی را به یاد دارید؟ بسیاری از مردم و حتی دانشمندان فقط به این دلیل که مایل به تغییر عقیده‌ای که از بچگی با آن بزرگ‌شده‌اند نیستند، واقعاً نمی‌توانند و نمی‌خواهند ارتباطات دیگری که عقایدشان را نقض می‌کند، ببینند و همه موارد دیگر را به‌حساب استثناهای قوانین می‌گذارند. بسیاری هم هرچه را نمی‌توانند توجیه کنند به گردن عامل ژنتیک می‌اندازند. اما وقت آن است که باورها را تغییر دهیم و باورهایی را برگزینیم که قادر به توجیه تمام استثناها باشند. راه درست دقیقاً در مقابل شماست و بسیاری از شما حتی آن را می‌دانید، کافی است روی عقاید قدیمی و اشتباه پا بگذارید تا واقعیت را ببینید. تا همین جای کتاب، شما چیزهای را می‌دانید که حتی بسیاری از متخصصان تغذیه نمی‌دانند.

دونده‌های لاغر

اولین تصویری که از ارتباط بین ورزش و تناسب‌اندام در ذهن بسیاری نقش می‌بندد دونده‌ای لاغراندام در حال دویدن است. این استدلال که ورزش و دویدن و مصرف انرژی ارتباطی با تناسب‌اندام دارد، فقط از این مشاهده ناشی می‌شود که می‌بینیم دونده‌ها و افراد پرتحرک افراد لاغر و متناسبی هستند.

بسکتبالیست‌ها

در مدرسه گروهی که در حیاط بسکتبال بازی می‌کردیم، بلندقد بودیم. در دبیرستان همه کسانی که بسکتبال بازی می‌کردند قدبلندتر بودند. در لیگ حرفه‌ای بسکتبال جایی که افراد بیشتر زندگی‌شان را بسکتبال بازی می‌کنند، همگی خیلی بلندقد هستند. پس آیا می‌توان گفت که بسکتبال باعث می‌شود فردی قد بلند شود؟ مسلماً می‌دانیم که خنده‌دار است فکر کنیم بسکتبال بازی کردن، کسی را بلند قد می‌کند. در مقابل می‌دانیم دلیل اینکه بسکتبالیست‌ها بلند قد هستند این است که فقط بلندقدها جذب بسکتبال می‌شوند. فردی که بلند قد نباشد از همان ابتدا هرگز تمایلی به این بازی نخواهد داشت و حتی اگر تمایلی به این بازی داشته باشد همان دفعات اول وقتی نتواند موفقیتی در بازی بدست بیاورد به‌زودی ناامید می‌شود و برای همیشه این ورزش را کنار خواهد گذاشت. ارتباطات آماری، ارتباطات علمی نیستند.

بدن‌سازهای کوتاه‌قد

عموماً باور دارند که بدن‌سازی در دوران رشد باعث می‌شود فرد قدکوتاه شود. فقط به این دلیل که می‌بینند اکثر بدن‌سازها و آن‌هایی که بسیار حرفه‌ای و از بچگی بدن‌سازی را شروع کرده‌اند و ادامه می‌دهند قدی کوتاه‌تر از متوسط جامعه دارند. اما نکته این است، افرادی که قدبلند هستند و دست‌وپاهای بلندی دارند، دست‌هایشان در ورزش مانند یک اهرم بلند است و زمانی که وزنه‌ای بلند می‌کنند گشتاور حاصل از دست و پاهای بلندشان فشار زیادی به مفاصلشان می‌آورد. افراد بلندقد نمی‌توانند در بدن‌سازی پابه‌پای دوستان قدکوتاه‌تر خود وزنه‌های سنگین بلند کنند و خود را در این کار ناتوان می‌بینند. از طرفی چون عضلات کشیده‌تری دارند باید بیشتر از بقیه زحمت بکشند تا حجم مناسبی پیدا کنند. بنابراین افراد قدبلندی که وارد بدن‌سازی می‌شوند پس از چند ماه تمرین از این ورزش کناره‌گیری می‌کنند چون نمی‌توانند نتیجه مناسب کسب کنند. اما افراد کوتاه‌قدتر در این ورزش به‌سرعت پیشرفت می‌کنند، به‌زودی در آینه خود را بزرگ‌تر و عضلانی‌تر می‌بینند و چون می‌توانند وزنه‌های سنگین‌تری بلند کنند توسط بقیه مورد تحسین قرار می‌گیرند و چون فشار کمتری به مفاصلشان می‌آید کمتر دچار مصدومیت می‌شوند، بنابراین در این ورزش

می‌مانند و آن را حرفه‌ای ادامه می‌دهد و این باعث می‌شود بیشتر بدن‌سازهای حرفه‌ای را افراد کوتاه‌قدتر تشکیل دهند. ارتباطات آماری، ارتباطات علمی نیستند.

کشتی‌گیرها

همه می‌دانیم کشتی‌گیرها افراد تنومندی هستند، اما آیا کشتی باعث خواهد شد که یک فرد لاغراندام و ضعیف با تمرینات کشتی قوی شود؟ خیر، اگر فرد لاغراندام و ضعیفی بخواهد وارد کشتی شود و همان دفعات اول وقتی زیر دستان بقیه کشتی‌گیرهای قوی‌تر ضربه فنی شود و مدام شکست را تجربه کند، به‌زودی از این ورزش انصراف خواهد داد، بنابراین فقط افراد تنومندی که قادر هستند بقیه را ضربه فنی کنند و مدام مورد تحسین قرار می‌گیرند وارد این ورزش می‌شوند و به آن علاقه‌مند می‌شوند و در آن ادامه می‌دهند. ارتباطات آماری، ارتباطات علمی نیستند.

نابغه‌ها و عشق ریاضی فیزیک

این موضوع در تمام جنبه‌های زندگی صدق می‌کند. در مدرسه افراد زیادی می‌گویند فقط به این دلیل در ریاضی فیزیک ضعیف هستند که علاقه و تمایلی به آن ندارند. اما علاقه و تمایل چیزی است که از استعداد به وجود می‌آید. فرض کنید وقتی بقیه همکلاسی‌ها مشغول فکر کردن روی سؤالات جدید و سخت بودند، اگر این اشخاص به‌راحتی می‌توانستند بدون توضیحات زیاد سؤالات پیچیده فیزیک را به آسانی حل کنند و مدام مورد تحسین بقیه قرار می‌گرفتند، مسلماً عاشق آن درس می‌شدند. درست است؟ بی‌علاقگی به چیزی در اکثر مواقع صرفا نداشتن استعداد لازم در آن زمینه را نشان می‌دهد. دقیقاً به همین دلیل توصیه می‌شود اگر به دنبال علایق قلبی خود بروید موفق خواهید شد، چون به‌صورت ناخوداگاه افراد به چیزهایی علاقه دارند که در آن استعداد ذاتی، داشته باشند.

راز دونده‌های کنیایی

اما نکته مهم این است که دونده‌های ماراتن و کسانی که مایل به فعالیت‌های

طولانی مدت هستند، نه تنها چربی‌های کمی دارند، بلکه عضلات کمی هم دارند. عضلات هستند که در زمان فعالیت انرژی مصرف می‌کنند و خسته می‌شوند. هرچه عضلات بیشتری داشته باشید در هنگام دویدن، بدن اکسیژن بیشتری مصرف می‌کند و زودتر خسته می‌شوید. در کتاب «دویدن تا پیروزی: راز دونده‌های کنیایی» آمده است که دونده‌های کنیایی به این دلیل در رشته ماراتن بسیار موفق هستند که عضلات بسیار سبک و با تراکم کم دارند و با کمترین خستگی می‌توانند مسافت‌های طولانی را بپیمایند. مقدار عضلات افراد بسیار بیش از مقدار چربی‌ها در تمایل افراد به فعالیت‌های طولانی‌مدت تأثیر دارد.

تحرک بیشتر باعث لاغری نمی‌شود

اگر استعداد بدنی تمایل به یک ورزش را تعیین می‌کند، چرا برای دویدن صدق نکند؟ پیش‌تر دیدیم افرادی که بدنشان متمایل به چاق شدن باشد، بی‌انرژی و درنتیجه تنبل‌تر می‌شوند. سلول‌هایشان انرژی لازم برای فعالیت را ندارند، متابولیسم‌شان کم می‌شود و بدنشان زود خسته می‌شود و مغزشان تمایل ندارد که از بدن کار بکشد، این افراد همیشه انتخاب‌هایی می‌کنند که باعث شود ساکن بمانند. مثلاً فردی با یک رژیم درست، که بدنش به لاغر شدن و صرف انرژی تمایل دارد، احتمالاً پیشنهاد دوستانش برای یک کوهنوردی را قبول می‌کند. ولی کسی که بدنش متمایل به چاق شدن است پیشنهاد پیاده‌روی کوتاه دوستش را رد خواهد کرد.

داستان این است، کسانی که تحرک بیشتر دارند لاغر نمی‌شوند بلکه افرادی که لاغر هستند تحرک را بیشتر دوست دارند. افراد چاق، به دلیل کم‌تحرکی چاق نمی‌شوند، بلکه کسی که همیشه برای انجام هر کاری، مجبور است وزن اضافه‌ای را جابه‌جا کند و بدنشان نمی‌تواند به راحتی انرژی آزاد کند، تمایل کمتری به تحرک پیدا می‌کند.

با اینکه ورزش‌های خاصی وجود دارند که باعث سلامت هورمونی، افزایش حساسیت سلول‌ها به انسولین و بهبود پارامترهای سلامتی و درنهایت باعث کاهش وزن شوند. اما ورزش «باهدف مصرف انرژی» و تحرک بیشتر تأثیری در کاهش چربی‌های بدن ندارد. این تصور که با مصرف بیشتر انرژی می‌توان لاغر شد یک

باور نادرست قدیمی است.

افرادی جذب ورزش‌هایی مانند دو ماراتن می‌شوند که بدنشان به‌صورت طبیعی سبک است و در مقابل جذب چربی مقاوم است و هرچه می‌خورند را می‌سوزانند.

آیا مربی‌های ایروبیکی دیده‌اید که شکم داشته باشند؟ این افراد عملاً کارشان صبح تا شب دویدن و تحرک است و روزانه چندین ساعت تمرینات سخت و پرتحرک دارند، اما همچنان شکم دارند، چون تناسب‌اندام و کاهش چربی‌های بدن به میزان فعالیت شما ربط ندارد. حتی اگر یک ورزش‌کار رده جهانی باشید و تغذیه شما عالی نباشد، بدنتان چربی ذخیره خواهد کرد.

اگر داستان آقای بنتینگ و گفته‌های دکتر راسل وایلدر را از قسمت قبل به یاد داشته باشید، لاغر شدن با افزایش مقدار استراحت ساده‌تر است، تا لاغر شدن با افزایش تحرک. البته دقت کنید که جلوی تلویزیون لم دادن به هیچ وجه استراحت حساب نمی‌شود.

حتی در بسیاری از مواقع افزایش تحرک می‌تواند باعث توقف فرایند لاغری شما شود، چون ورزش‌های طولانی مدت و هوازی می‌تواند باعث تحت‌فشار قرار گرفتن غدد فوق‌کلیوی شود و باعث شود روند لاغری شما به صورت کامل قطع شود.

موش‌های ورزشکار، چاق‌تر می‌شوند

دکتر ژان میر، از اولین افرادی بود که روی ارتباط بین ورزش و تناسب‌اندام تحقیق می‌کرد. او در آزمایشی بر موش‌ها، تعدادی از موش‌ها را مجبور کرد یک روز در میان، مقدار زیادی تحرک داشته باشند. درحالی که دسته‌ای دیگر از موش‌ها هیچ تحرک خاصی نداشتند. موش‌ها در روزهایی که تحرک زیادی داشتند، آن‌قدر زیاد نمی‌خوردند که انرژی سوزانده شده را جبران کند. اما در روزهای استراحت بسیار بیشتر می‌خوردند و در پایان آزمایش هیچ تغییر معنی‌داری در درصد چربی موش‌های ورزشکار و موش‌های ساکن به وجود نیامده بود. اما بعد از پایانِ آزمایش وقتی موش‌ها به زندگی عادی برگشتند و مجبور نبودند ورزش کنند، دقیقاً مانند قبل زیاد می‌خوردند. درواقع موش‌های ورزشکار بعد از کنار گذاشتن ورزش

چاق‌تر از موش‌هایی می‌شدند که هرگز ورزش نمی‌کردند. این برای انسان‌ها هم کاملاً صدق می‌کند.

چاق شدن بعد از ورزش

تحقیقات نشان می‌دهد با شروع ورزش سطح انسولین بدن افت می‌کند. بدن در فاز چربی‌سوزی قرار می‌گیرد. فعالیت آنزیم‌های ال‌پی‌ال، روی چربی‌ها کاهش پیدا می‌کند. فعالیت HSL در سلول‌های چربی افزایش پیدا می‌کند. فعالیت LPL روی سلول‌های عضلانی بیشتر می‌شود و بدن بعد از چند دقیقه سوزاندن و مصرف چربی را آغاز می‌کند. البته مدت‌زمان این اتفاق برای برخی بسیار سریع است و برای برخی مدتی طول می‌کشد.

در هنگام ورزش و حتی دقیقاً بعد از ورزش، به دلیل افزایش مقدار چربی‌های آزادشده و مصرف بدن از چربی‌ها، اشتها تا حد زیادی بسته می‌شود. ولی بعد از ورزش فعالیت LPL روی سلول‌های عضلانی متوقف می‌شود و فعالیتش روی سلول‌های چربی افزایش پیدا می‌کند. می‌توان این پدیده را این‌گونه تعبیر کرد که درحالی‌که بعد از ورزش، عضلات ذخایر گلیکوژنی خود را پر می‌کنند و پروتئین در اختیار عضلات قرار می‌گیرد تا بافت‌ها ترمیم شوند، سلول‌های چربی هم به بازیابی خود می‌پردازند و ذخایر چربی‌ای که در زمان ورزش خالی‌شده بود را پر می‌کنند.

چربی‌ها هم مانند بقیه سلول‌ها بعد از ورزش، خود را بازیابی می‌کنند. دقیقاً به همین دلیل است که بعد از ورزش گرسنه می‌شوید. البته در برخی افراد این تغییر فاز انرژی به‌کندی انجام می‌شود و بعد از ورزش تا مدتی اشتهایشان بسته می‌ماند و بعد از چند دقیقه یا چندین ساعت این تغییر فاز در بدنشان اتفاق می‌افتد.

درواقع افراد متمایل به چاقی بعد از ورزش بسیار گرسنه‌تر می‌شوند و اشتهایشان بیشتر از افراد لاغر باز می‌شود. این دقیقاً به این معنی است که هر مقدار چربی که در ورزش بسوزانید در ساعت‌های بعد یا روز بعد دوباره پر می‌شوند. سرعت تغییر فاز در افراد مختلف متفاوت است. این نکته مهمی است که در ارائه برنامه‌های تغذیه برای بدن‌سازها، در برنامه غذایی‌شان لحاظ می‌شود.

آزمایش دکتر «میر» روی موش‌ها را به یاد دارید؟ افراد در روزهای بعد از ورزش هر چیزی که سوزانده باشند را جبران می‌کنند. اگر روز بعد از ورزش کم بخورند بدنشان به‌جای ترمیم عضلات، عضله‌سوزی خواهد داشت و انرژی را به سلول‌های چربی اختصاص خواهد داد.

درواقع ورزش کردن همراه یک رژیم نادرست که تعداد کالری‌ها را محدود می‌کند باعث عضله سوزی زیادی خواهد شد. یکی دیگر از دلایلی که در یک رژیم محدودکننده استراحت کردن بهتر از ورزش و افزایش تحرک است همین نکته است.

سؤال مهم: پس چرا برخی چاق می‌شوند و برخی نه؟

اگر خوردن کربوهیدرات‌ها اصلی‌ترین دلیل چاق شدن باشد پس چرا بعضی‌ها هرچه دوست دارند می‌خورند و همچنان چاق هم نمی‌شوند؟ سؤال خوبی است که باید توجیه شود.

اولین نکته اینکه بخش بزرگی از تناسب‌اندام ما کاملا ارثی است، بااینکه چاقی ارثی نباید دلیلی برای فرار از نقش خودمان در تناسب‌اندام باشد. ممکن است خیلی از ما حتی با انجام کل تلاش‌هایمان نتوانیم بدنی مانند مدل‌های فیتنس روی جلد مجلات داشته باشیم اما مطمئنا می‌توانیم یک بدن زیبا و استثنایی داشته باشیم. بدنی بهتر از ۹۹ درصد افراد دیگر جامعه.

بدن برخی افراد به خوردن کربوهیدرات‌ها حساس‌تر است و میزان بیشتری انسولین ترشح می‌کند. یعنی اگر ۱۰۰ گرم کربوهیدرات به دو نفر بدهیم، بدن این افراد میزان انسولین متفاوتی را برای جذب قند آزاد شده، ترشح خواهد کرد. مقدار انسولین ترشح شده در واکنش به کربوهیدرات‌ها به عواملی مانند، استرس زندگی، میزان استراحت، سطح التهابات بدن و غیره بستگی دارد.

دوما، سلول‌های افراد به یک اندازه به انسولین حساس یا مقاوم نیستند. افرادی که بسیار لاغر هستند سلول‌های عضلانی‌شان در مقابل انسولین حساس و پاسخگو است، به محض اینکه مقدار کمی انسولین ترشح می‌شود سلول‌ها واکنش نشان می‌دهند و مواد قندی را جذب می‌کنند، درنتیجه انسولین به‌سرعت فروکش می‌کند

و بقیه روز را در فاز چربی‌سوزی قرار می‌گیرند.

پیش‌تر یاد گرفتیم که سلول‌های عضلات در مقابل انسولین مقاوم می‌شوند و این مقاومت در برای انسولین باعث می‌شود انسولین بیشتری ترشح شود. علاوه بر سلول‌های عضلات، سلول‌های چربی هم مقاومتی در برابر انسولین دارند.

مقاومت سلولهای چربی در برابر انسولین

افرادی که بسیار لاغر هستند و نمی‌توانند خود را چاق کنند، سلول‌های چربی‌شان بیش از عضلاتشان به انسولین مقاوم است. این افراد نمی‌توانند به‌راحتی چربی ذخیره کنند. این هم مزیت است چون چاق نمی‌شوند و هم عیب است چون به‌سرعت گرسنه می‌شوند و مجبور هستند زود به زود غذا بخورند و طاقتشان در برابر گرسنگی بسیار کم است. چون بدنشان ذخیره چربی کافی ندارد که بتواند در بین وعده‌های با فواصل طولانی از آن‌ها استفاده کنند.

این افراد شدیداً گرسنه می‌شوند، اما وقتی سر میز غذا می‌نشینند با مقدار بسیار کمی سیر می‌شوند، اما دوباره پس از چند ساعت به‌شدت گرسنه می‌شوند و باید چیزی بخورند.

اگر شما اضافه‌وزن دارید خبر خوب این است که با رژیم درست می‌توانید از خوردن در وعده‌های غذایی زیاد پرهیز کنید. بدنتان این توانایی را دارد که با حداکثر روزی یک یا دو وعده سپری کنید، بدون نیاز به اینکه بدنتان را مدام پر کنید.

مثال کیف پول را یادتان هست؟ افراد بسیار لاغر، ظرفیت کیف پولشان بسیار کم است. از طرفی احتمال دچار شدن به بیماری‌های ناشی از قند خون بالا در این افراد بیشتر است، چون بدنشان نمی‌تواند قند خون را به‌راحتی به‌عنوان چربی ذخیره کند.

پدربزرگ سیگاری با ۱۰۰ سال عمر

به اکثر افرادی که سیگار می‌کشند وقتی گفته می‌شود سیگار عمر را کم می‌کند، جواب می‌دهند «پدربزرگ دوستم روزی چند پاکت سیگار می‌کشید ولی تا ۱۰۰ سالگی سالم و سر پا زندگی می‌کرد، ربطی ندارد»

از هر ۶ نفری که سیگار می‌کشند یک نفرشان به بیماری ریه دچار می‌شود و ۵ نفر دیگر به این بیماری دچار نمی‌شوند. اما کسی که دچار بیماری ریه شده و سیگار می‌کشد دلیل بیماری‌اش کشیدن سیگار است و باید هرچه سریع‌تر مصرف سیگار را متوقف کند.

شاید مصرف زیاد کربوهیدرات‌ها باعث نشود دوستتان چاق شود. اما شما اگر چاق هستید، این نشان می‌دهد با سطح انسولینی که بدنتان در برابر خوردن کربوهیدرات‌ها ترشح می‌کند، مشکل دارید و راه حل برای شما این است که سطح ترشح انسولین بدنتان را کم کنید. به همین سادگی.

حساسیت نسبت به بادام‌زمینی

با مثال دیگری نکته بالا را روشن‌تر کنم. افرادی وجود دارند که به صورت ژنتیکی به خوردن بادام‌زمینی حساسیت دارند و با خوردن بادام‌زمینی مریض می‌شوند. راه‌حل چیست؟ با اینکه این یک مشکل ژنتیکی و آنزیمی است، اما راه‌حل این است که بادام‌زمینی نخورند و به یک زندگی بدون مشکل ادامه دهند.

اگر شما هم فردی هستید که بدنتان به خوردن کربوهیدرات‌ها و غذاهای کم کیفیت حساس است و با خوردنشان چاق می‌شوید، راه‌حل ساده است. مصرف کربوهیدرات‌ها را تا حد لازم کم کنید و کیفیت کربوهیدرات‌هایی که می‌خورید را بیشتر کنید و به یک زندگی بدون مشکل چاقی و بیماری ادامه دهید.

مشکل چاقی به میزان مصرف انرژی شما و میزان کالری‌های سوزانده شده در طی روز ارتباطی ندارد، مشکل شما حساسیت به مواد غذایی کم کیفیت است. تأکید می‌کنم که صرفاً کربوهیدرات‌ها نیستند که می‌توانند مشکل‌ساز باشند. کیفیت، چیزی فراتر از این مورد است، اما کربوهیدرات‌های کم‌کیفیت مهم‌ترین دشمن شما هستند. کمبود ویتامین‌ها و موادمعدنی خاصی هم می‌توانند باعث چاقی شوند.

بازگشت به صد سال پیش

آنا کارنینا

مهم‌ترین عاملی که باعث می‌شود انسولین بیش‌ازحد ترشح شود، مصرف بی‌رویه کربوهیدرات‌ها (مثل قند، نان، غلات، سیب‌زمینی)، مخصوصاً کربوهیدرات‌های ساده است. البته قند فروکتوز تأثیری مهم‌تر دارد که به آن هم خواهم پرداخت.

این را تمام مردم تا ۷۰ - ۸۰ سال پیش می‌دانستند و برایشان کاملاً بدیهی بود که برای کم کردن چربی‌های بدنشان باید مصرف کربوهیدرات‌ها را کم کنند و مصرف چربی را زیاد کنند.

اگر به ادبیات علاقه‌مند باشید امکان ندارد اسم کتاب «آنا کارنینا» را نشنیده باشید یا این کتاب داستان عالی، نوشته تولستوی را نخوانده باشید. نکته جالب داستان جایی است که فردی اسب‌سوار مجبور می‌شود برای مسابقات اسب‌سواری وزن خود را کم کند. طبق قوانین اسب‌سواری، مجموع وزن اسب و سوارکار نباید بیش از عدد خاصی باشد. این سوارکار در داستان برای اینکه به وزن ایده‌آل خود برسد، رژیمی را شروع می‌کند که در آن به مقدار زیادی گوشت و مواد پروتئینی و مقدار زیادی چربی می‌خورد و کربوهیدرات‌ها را کاملاً قطع می‌کند و این کاری بود که تمام رقبایش نیز، برای رسیدن به وزن مناسب انجام می‌دادند.

نکته‌ای که ۸۰ سال پیش بدیهی بود

مردم دنیا از ابتدای تاریخ بشریت تا ۸۰ سال پیش می‌دانستند که برای کم کردن چربی‌های اضافه بدن، باید مصرف چربی را افزایش دهند و مصرف کربوهیدرات را کم کنند. در اوایل سال‌های ۱۹۰۰ فردی به نام بنتینگ، کتاب رژیم پرفروشی نوشته بود که در آن آمده بود که برای اینکه لاغر شوید باید مصرف چربی را افزایش دهید. این کتاب باعث عصبانیت رقبا شد و بزرگ‌ترین انتقادی که از آن کتاب می‌شد این بود که این‌یک موضوع کاملاً بدیهی است و هیچ نیازی نبود در موردش کتابی نوشته شود. درست مانند این است امروزه فردی در مورد روشن کردن کامپیوتر کتاب بنویسد و کتابش پرفروش شود.

اما چه چیزی باعث شد تا این نکته، که هزاران سال حتی برای مردم عادی و بی‌سواد بسیار بدیهی بود، امروزه حتی برای متخصصان تغذیه عجیب به نظر برسد؟ اگر یادتان باشد سومین باور رایج اشتباهی که در مقدمه کتاب صحبت کردیم ترس از مصرف چربی به‌عنوان عامل شماره یک ایجاد بیماری عروقی است. افسانه‌ی رایجی که امروزه توسط بسیاری افراد بدیهی فرض می‌شود این است که باید میزان مصرف چربی‌ها را تا جای ممکن کاهش دهند و اگر قرار است چربی مصرف کنند، بهتر است از چربی‌های گیاهی استفاده کنند. این توصیه کاملاً برعکس کاری است که برای سالم‌تر زندگی کردن باید انجام دهید.

معمای دیگر، آیا رژیم‌های کم چربی هم مؤثر هستند؟

سعی می‌کنم برای کم کردن تراکم علمی کتاب، بین بحث‌های علمی فاصله بیندازم تا کتاب خسته‌کننده نشود. اکنون باز وقت آن رسیده که کمی باهوش‌تر باشیم و عمیق‌تر به رژیم نگاه کنیم و در مورد نکته‌ای، بحث کنیم که فقط افراد باهوش و غیر متعصب قادر به دیدن آن هستند. یکی از نکاتی که همواره مجبور می‌شوم در موردش با مرجعانم بحث کنم این است که افراد می‌گویند اگر برای کم کردن وزن لازم است که کربوهیدرات‌ها را کم کنند و میزان خوردن تأثیری ندارد، پس چطور قبلاً با یک رژیم کم‌کالری و باکم کردن چربی‌ها هم توانسته‌اند لاغر شوند.

سؤال بسیار خوبی است، آیا ممکن است برخی به کربوهیدرات حساس باشند و با کم کردن کربوهیدرات‌ها لاغر شوند و برخی دیگر با کم کردن کالری و چربی نتیجه بگیرند؟ آیا این نکته نقض صحبت‌هایی که تابه‌حال گفتیم، نیست؟

نکته این است که اگر کل کالری‌های خود را کم کنیم و نصف کنیم، مسلماً مقدار کربوهیدرات‌هایی که مصرف می‌کنیم هم نصف می‌شود.

فرض کنیم فردی به‌طور معمول ۳۰۰۰ کالری غذا می‌خورد و برای کاهش وزن می‌خواهد خوراکی‌های خود را نصف کند و ۱۵۰۰ کالری بخورد. برای ساده شدن محاسبات از اعداد رند و تخمینی استفاده می‌کنم. فرض کنیم این فرد ۵۰ درصد کالری‌هایش را از کربوهیدرات‌ها تأمین می‌کند و ۳۰ درصد از چربی‌ها و ۲۰ درصد از پروتئین‌ها. این درصدهایی هستند که بسیاری از متخصصان تغذیه توصیه می‌کنند و چیزی است به است به آمار FDA مردم به به‌طور معمول در زندگی روزانه خود استفاده می‌کنند.

فردی که ۳۰۰۰ کالری با این درصدها می‌خورد، روزانه ۱۵۰۰ کالری کربوهیدرات می‌خورد. ۹۰۰ کالری چربی و ۶۰۰ کالری پروتئین. اگر این فرد بدون تغییر درصدها صرفاً بخواهد میزان کالری‌های خود را نصف کند میزان مصرف کالری‌های روزانه‌اش این‌گونه خواهد شد. ۷۵۰ کالری از کربوهیدرات‌ها کم خواهد شد، ۴۵۰ کالری از چربی‌ها و ۳۰۰ کالری از پروتئین‌ها. به نظر شما این فرد بیشتر از کربوهیدرات‌ها کم کرده یا از چربی‌ها؟

نکته‌ای که فقط افراد باهوش به آن توجه می‌کنند

حالا فرض کنیم آن فرد سعی می‌کند رژیم کم‌کالری خود را به یک رژیم کم‌چربی تبدیل کند.

اولاً در تمام رژیم‌ها توصیه می‌شود که مقدار پروتئین را زیاد کنید تا سیرتر بمانید و کسی که می‌خواهد کالری‌هایش را کم کند بدون زیاد کردن مقدار مصرف پروتئین هرگز نمی‌تواند در مقابل احساس گرسنگی رژیمش دوام بیاورد. دوم، بسیار سخت است که فردی بخواهد بیش از چند صد کالری از چربی‌ها کم کند، چون محصولات

پروتئینی چربی زیادی هم دارند و کسی که بخواهد پروتئین خود را زیاد کند ناچار می‌شود چربی را هم زیاد کند. حتی یک‌تکه مرغ آب‌پز که به‌عنوان یک منبع غنی پروتئین و کم‌چرب استفاده می‌شود، حدود نصف کالری‌هایش از چربی است.

اما فرض کنیم این فرد در رژیمش سعی می‌کند به هر نحوی کل چربی‌های اضافه غذایش را حذف کند و تمام غذاهایش را آب‌پز بخورد. او درصد پروتئین را به ۲۵ درصد می‌رساند و درصد چربی را به ۲۵ درصد کاهش می‌دهد. فرض کنیم این فرد در رژیمش، روزی ۱۵۰۰ کالری می‌خورد.

کالری‌هایی که این فرد در رژیمش حذف کرده این‌گونه خواهد شد. ۷۵۰ کالری از کربوهیدرات‌ها کم کرده و ۵۲۵ کالری از چربی‌ها کم کرده و ۲۲۵ کالری از پروتئین‌ها.

آیا به نظر شما این فرد بیشتر از کربوهیدرات‌های خود کم کرده است یا از چربی‌هایش؟ نکته بسیار عمیقی که افراد نمی‌بینند این است که حتی افرادی که سعی می‌کنند یک رژیم کم‌کالری و کم‌چربی بگیرند در اصل یک رژیم کم کربوهیدرات را تجربه می‌کنند. اگر رژیمشان گاها موفق می‌شود به این دلیل است، که کربوهیدرات‌هایشان کم شده. در فصل بعد حتی عمیق‌تر از این پیش خواهیم رفت و سورپرایز خواهید شد.

از طرفی هرکسی که بخواهد رژیم بگیرد، چه رژیم کم کربوهیدرات، چه رژیم کم‌چربی، وقتی سعی می‌کند که کالری‌هایش را کم کند، اولین چیزهایی که حذف می‌کند چیزهایی مثل نوشیدنی‌های کالری‌دار، قند و شیرینی‌ها هستند. این کالری‌هایی که حذفشان در زندگی ساده‌تر هستند همگی «کربوهیدرات‌های ساده» هستند. درواقع افرادی که رژیم می‌گیرند نیتشان آن است که کالری‌ها را کم کنند، اما واقعا در حال حذف کردن مضرترین کربوهیدرات‌ها هستند. درست است؟

دلیل نتیجه گرفته نسبی آن‌ها کم کردن کالری‌ها نیست، بلکه کم کردن این کربوهیدرات‌های مضر است. حتی در رژیم‌های معروف گیاه‌خواری، مانند رژیم دکتر «اورنیش»، درحالی‌که افراد عمده کالری‌هایشان را از کربوهیدرات‌ها تأمین می‌کنند، خوردن مواد غذایی مثل قند و کالری‌های مایع و آرد و کربوهیدرات‌های ساده ممنوع هستند. حتی افرادی که رژیم پرکربوهیدراتی را توصیه می‌کنند می‌دانند که برخی از

کربوهیدرات‌ها آن‌قدر چاق‌کننده هستند که حتماً باید حذف شوند.

باور قدیمی: بدن دوست ندارد چربی مصرف کند!!! پس کربوهیدرات مصرف کنید

همان‌طور که قبلاً توضیح دادم یکی از دلایلی که در سال‌های پیش همیشه توصیه می‌شده که مردم مصرف چربی را کم کنند و به مصرف کربوهیدرات روی آورند این نکته است که، فکر می‌کردند چون بدن همیشه اول بین چربی و قند، قند را برای مصرف انتخاب می‌کند پس‌سوخت اصلی و دلخواه بدن قند است و بدن هیچ تمایلی به سوزاندن چربی به عنوان سوخت ندارد. پس این‌گونه توصیه می‌شد که چربی کمتری بخورید و از کربوهیدرات‌ها و قندها بیشتر بخورید.

فرض کنید در یخچال مقدار زیادی مواد غذایی جدید خریداری کرده‌اید که تاریخ انقضای برخی از این خوراکی‌ها فردا تمام خواهد شد ولی بقیه را می‌توانید در هفته‌های بعدی مصرف کنید. در این حالت حتی اگر عاشق مواد غذایی‌ای باشید که تاریخ انقضای خیلی طولانی دارند، سعی خواهید کرد اول مواد غذایی با تاریخ انقضای فردا را مصرف کنید. انتخاب شما ارتباطی با میزان تمایل شما به ماده غذایی خاصی ندارد.

قند در خون باید در حداکثر ۷ تا ۸ دقیقه از خون جمع‌آوری شود و وجود مقادیر زیاد گلوکز در خون سمی است. بدن به این دلیل قبل از مصرف چربی به سراغ مصرف قند می‌رود چون دوست دارد هر چه سریع‌تر از شر آن‌ها در بدن خلاص شود. این موضوع که بدن ابتدا به سراغ مصرف قندها می‌رود نشان نمی‌دهد که قندها سوخت دلخواه بدن هستند و این تصور اشتباهی است که در ۵۰ سال گذشته وجود داشته است. چربی‌های سالم در بدن بی‌ضرر هستند ولی گلوکز نه.

اوه نه، خدای من، ببین این دکتر چه می‌گوید

«اوه نه، خدای من، ببین این دکتر چه می‌گوید. از من می‌خواهد که نان، پاستا و شیرینی و نان و سیب‌زمینی و تمام چیزهای خوشمزه را برای همیشه کنار بگذارم.

هر وقت این جملات را می‌شنوم عصبانی می‌شوم می‌گویم اشکالی ندارد، هر کاری دوست داری بکن، تمام این کربوهیدرات‌ها را بخور و از چاقی بمیر.»

کلمات بالا بخشی از گفته‌های ژان آنتلم بریلت ساوارن، پدر تئوری چاقی و کربوهیدرات، در کتاب «فیزیولوژی طعم‌ها» است. این کتاب بی‌نظیر نوشته‌ی سال ۱۸۲۵ است، اما تا به امروز چاپ می‌شود و به‌عنوان یک مرجع به کار می‌رود و یکی از معروف‌ترین کتاب‌ها در مورد تأثیر طعم‌های مختلف روی بدن است.

در این کتاب ژان، دو دلیل اصلی برای چاقی را ذکر می‌کند:

۱-   ژنتیک، برخی افراد بدن‌هایی دارند که در هر شرایط چاق‌تر از بدن دیگران خواهد بود.

۲-   خوردن مواد غذایی نشاسته‌ای، مخصوصاً زمانی که مواد غذایی نشاسته‌ای را با چیزهای شیرین ترکیب کنیم.

این نکته که کربوهیدرات‌ها خاصیت چاق‌کنندگی دارند و برای لاغری باید تا حد لازم کربوهیدرات‌ها را کاهش داد، تا ۸۰ سال پیش کاملاً بدیهی بود.

تامس تنر

کتاب «Practice of medicine» نوشته سال ۱۸۸۰ است در آن تامس تنر فهرستی از تمام درمان‌های ساده‌لوحانه و غیرعلمی قدیمی برای انواع بیماری‌ها را آورده است. او چاقی را نیز جز یکی از بیماری‌های بدن شمرده. در این لیست درمان‌هایی مانند، حجامت، ساعت‌ها پیاده‌روی یا دوچرخه‌سواری، کم خوردن و خوردن شام سبک، را جز روش‌های خنده‌داری برشمرده که روزی برخی دکترها به مردم توصیه کرده‌اند.

تامس تنر، در این کتاب نوشته، «دلیلی واضح چاقی خوردن مواد غذایی نشاسته‌ای و شیرین است و مضحک است اگر با روش‌های دیگری سعی کنیم مشکل را حل کنیم.»

ژان فرانسوا دانسل

۱۰۰ سال پیش بیماری چاقی یک بیماری تقریباً نادر بود و دکترهای رژیم کمی وجود داشتند. ژان فرانسوا دانسل از دکترهایی بود که در زمینه لاغری کار می‌کرد و در سال ۱۸۴۴ کتابی را به نام «دلایل چاقی و درمان قطعی آن» چاپ کرده بود. دانسل در این کتاب می‌گوید که می‌تواند با یک رژیم گوشتی و پرچرب، بدون حتی یک مورد استثنا تمام بیماران خود را لاغر کند. دانسل در این کتاب می‌گوید، «بسیاری از افراد سعی می‌کنند تا از کربوهیدرات‌های ارزان استفاده کنند، و برای اینکه چاق نشوند سعی می‌کنند کم‌تر بخورند و این ناامیدکننده است».

جواب معمای دیگر: کودکان چرا در نوزادی چاق می‌شوند؟

به یکی دیگر از معماهایی که هرگز با طرزفکر کنونی قابل توجیه نیست برگردیم. چاقی نوزادان و چاقی ارثی! کودکان در دوران جنینی از غذایی که مادرشان می‌خورد می‌خورند. بدن نوزاد متناسب با شرایط غذایی حاکم در بدن مادر رشد می‌کند و خود را وفق می‌دهد. مادرانی که در دوران حاملگی قند خون بالایی دارند، بدن نوزادشان طوری شکل می‌گیرد که بتواند قند خون بالا را تحمل کند و بنابراین شدت ترشح انسولین‌شان بالاتر از بقیه کودکان می‌شود. این موضوع، استعداد چاق بچه را فعال می‌کند و روند چاق شدنشان را سرعت می‌دهد. مادرانی که در دوران بارداری دیابت می‌گیرند، بچه‌شان حتی همان بدو تولد معمولا با وزن بیشتری (بیش از ۴ کیلو) به دنیا می‌آید. محققان می‌گویند این نوع وراثت‌های هورمونی یا اپی‌ژنی شاید حتی خود را در همان سال‌های اول نشان ندهد و در ۲۰ سال آینده کم‌کم تاثیرش را نشان دهد. اما بالا بودن قند خون مادران در دوران حاملگی اصلی‌ترین دلیل چاقی کودکان است. چاقی کودکان ۶ ماهه را نمی‌توان با «توصیه کمتر بخور و بیشتر ورزش کن» توجیه کرد، بلکه باید مادران را آموزش داد تا غذایی با کیفیت بخورند.

تفاوت بیماری یا چاقی ارثی و ژنتیکی چیست؟؟

برخی بیماری‌ها یا بخشی از چاقی یا لاغری ژنتیکی است و از ژن‌های پدر مادر به ارث می‌رسد و تحت تاثیر ژن‌ها است، این از این.

یک سری بیماری‌ها و بخش بسیار بزرگی از استعداد چاقی ما ارثی هستند،

اما ارتباطی به ژن‌ها ندارند. اگر سبک زندگی مادر باعث شده باشد، مادر مستعد بیماری‌هایی مانند دیابت باشد، یا اگر مادر اضافه وزن داشته باشد و یا مشکل هورمونی داشته باشد، این مشکل توسط جنین به بچه منتقل می‌شود. اگر مادر لاغر بماند و سبک زندگی‌اش او را مستعد بیماری‌های هورمونی نکند، این مشکل نداشتن هم توسط جنین به بچه منتقل می‌شود و بچه بدون استعداد چاقی به دنیا می‌آید.

بیماری‌های ژنتیکی دست ما نیست، اما بیماری‌های ارثی و فعال شدن یا نشدن استعداد چاقی ارثی، دست مادر است.

۷۰–۶۰ درصد چاقی یا تناسب‌اندام ما خوشبختانه یا متاسفانه ارثی از جنین مادر است. خوشبختانه یا متاسفانه بودنش بستگی دارد به اینکه، اگر مادر به سلامتش اهمیت داده باشد، خوش به حال بچه‌اش و اگر مادر نسبت به سلامتش غیرمسئولانه عمل کرده باشد و دچار بیماری «مقاومت به انسولین» باشد و قند و کربوهیدرات زیادی مصرف کرده باشد، متاسفانه این موضوع ۷۰ درصد تناسب‌اندام بچه‌اش رو تحت تاثیر قرار خواهد داد.

به عبارتی ممکن است یکی از بچه‌های خانواده با استعداد چاقی شدید به دنیا بیاید و بچه‌ی دیگر همان خانواده بدون هیچ استعداد چاقی به دنیا بیاید و این به تغذیه دوران بارداری مادر ارتباط دارد، نه الزاماً به ژنتیک.

نوزادان و بچه‌های امروز چاق‌تر می‌شوند، نه به این دلیل که نوزادان و کودکان امروز یک مشت تنبل و پرخور هستند، به این دلیل که کسی اطلاعات درستی به مادران نداده.

هدف نوشتن این کتاب صرفاً افزایش اطلاعات عمومی ذخیره شده در مغزتان نیست، اطلاعات عمومی توی گوگل هم هست. هدفم اصلاااا این نیست که مثل دکترهای تغذیه‌ی کلاسیک، با شعار «کالری‌شماری و معجزه‌ای برای چاق‌ها» بگویم صبحانه یک کف‌دست نان و سه تا خرما، ناهار ۴۲ گرم! مرغ آب‌پز با یک واحد سبزیجات بخارپز بخورید و از این چیزهای خنده‌دار، هدفم ایجاد تغییری عمیق‌تر و عظیم‌تر در طرز نگرش‌تان است، که من و شما هم، با کمک هم، با گسترس باورهای درست به جای «خرافات علمی» رایج، اول زندگی خودمان و بعد زندگی خانواده و دوستان و زندگی یک نسل را ارتقا بدهیم.

مصرف چربی و بیماری قلبی

مستی که دنبال کلیدهایش بود

حکایتی وجود دارد که فرد مستی در ساعت‌های تاریک شب در کنار تیرک برقی بر زمین خم شده بود و به دنبال چیزی می‌گشت. رهگذری از او سؤال می‌کند چه می‌کنی؟ مست جواب می‌دهد دنبال کلیدهایم هستم. رهگذر می‌پرسد آیا کلیدهایت را اینجا گم کرده‌ای؟ مست جواب می‌دهد، نه، نمی‌دانم کجا گم کرده‌ام ولی تنها جایی که نور هست و می‌توانم دنبال کلیدهایم بگردم این‌جاست.

زمانی که علم تغذیه و پزشکی هنوز پیشرفت زیادی نکرده بود، دانشمندان توانستند چربی، کلسترول و لیپوپروتئین‌های حامل کلسترول را در بدن اندازه‌گیری و تحلیل کنند. آن تنها حوزه‌ای بود که نور بر آن تابیده بود، بنابراین دانشمندان سعی می‌کردند جواب سؤال‌های دیگری که امروزه می‌دانیم، هیچ ارتباطی به کلسترول و چربی ندارند، را هم با آن چیزهایی که کشف کرده بودند توجیه کنند. این باعث شد تا از چیزهایی که تا ۸۰ سال پیش برای مادربزرگ‌های بی‌سواد هم بدیهی بود دور شوند و توصیه‌های اشتباهی را پایه‌گذاری کنند. بقیه اصول را هم بر آن پایه‌ها بنیان نهاده‌اند و دقیقاً همان اصول و توصیه‌ها باعث شده است که امروز چاقی و بیماری‌های مرتبط با آن، در رده اول سریع‌الرشد ترین بحران سلامت بشری باشد.

به‌عنوان‌مثال همیشه به مردم توصیه‌شده است که چربی کمتری مصرف کنند تا از گرفتگی عروق جلوگیری شود. امروزه می‌دانیم این توصیه هم به قبرستان توصیه‌های اشتباه علمی پیوسته است.

باوری مهلک: اگر چربی باعث بیماری قلبی می‌شود پس کربوهیدرات بخورید!!!!!

اپیدمی چاقی و بیماری‌های مرتبط با آن، دقیقاً از زمانی آغاز شد که محققان کشف کردند چیزی که باعث تنگی عروق می‌شود، رسوب لیپوپروتئین‌های حامل کلسترول در دیواره رگ‌ها هستند. ازآنجایی‌که تنها منبع کلسترول، چربی‌ها هستند به مردم توصیه کردند، «برای جلوگیری از بیماری قلبی چربی کمتری مصرف کنید». طبیعتاً اگر مردم چربی کمتری مصرف کنند این یعنی باید کالری‌هایشان را از کربوهیدرات‌ها تأمین کنند. اگر چربی‌ها عامل بیماری قلبی باشند، پس نقطه مقابل آن یعنی کربوهیدرات‌ها باید مواد غذایی خوب و سالم باشند. این نظریه، که کاهش چربی‌ها مخصوصاً چربی‌های حیوانی، باعث کاهش خطر بیماری قلبی عروقی می‌شود را محققی به نام «انسل کیز» در دهه ۱۹۵۰ ارائه کرد.

امروزه مردم از ترس چربی‌ها، تمام سعی خود را می‌کنند تا مصرف چربی‌ها و مخصوصاً چربی‌های حیوانی را کاهش دهند. پس به جای چربی‌ها، مصرف کربوهیدرات‌ها را افزایش داده‌اند و این فاجعه سلامتی را بوجود آورده‌اند. دو نکته مهم وجود دارد.

۱- اگر کاهش چربی‌ها باعث کاهش بیماری قلبی می‌شود، چرا بیماری قلبی در ۴۰ سال گذشته بیش از ۲۰ برابر شده است. درحالی‌که در ۴۰ سال گذشته مصرف چربی‌ها حداقل ۱۰ درصد کاهش پیداکرده است.

۲- مصرف زیاد کربوهیدرات‌ها و جا افتادن آن‌ها در ذهن مردم به‌عنوان مواد غذایی سالم باعث شده، چاقی، دیابت، آلزایمر، بدخوابی، کبد چرب و ده‌ها بیماری که ارتباط مستقیم و اثبات‌شده‌ای با مصرف کربوهیدرات دارند به اوج خود برسند و بیشترین کشتار در دنیا را این بیماری‌ها داشته باشند.

قبل از ادامه بحث،... آیا اگر رژیمی به فرض باعث کاهش بیماری قلبی شود، اما باعث ایجاد دیابت، کبد چرب، آلزایمر و ده‌ها بیماری اثبات شده باشد، آیا منطقی است که از آن رژیم غذایی پیروی کنید؟

آیا ما محکوم به مریض شدن هستیم؟ طرز تفکر رایج کنونی می‌گوید، اگر کربوهیدرات زیاد مصرف کنیم و چربی را کم کنیم، دچار دیابت و آلزایمر و کبد چرب می‌شویم و اگر مصرف کربوهیدرات را کم کنیم و چربی زیادی بخوریم دچار بیماری قلبی-عروقی می‌شویم. آیا محکوم هستیم که درهرصورت به یکی از این بیماری‌های کشنده مبتلا شویم؟ پس چرا تا ۵۰ یا ۱۰۰ سال قبل مردم به هیچ‌کدام از این بیماری‌ها مبتلا نمی‌شدند و این بیماری‌ها نادر بودند؟ مضر بودن چربی‌ها و مخصوصاً چربی‌های حیوانی یک تفکر بسیار اشتباه و کشنده است. اگر این تفکر را دارید به تناقض‌های زیادی خواهید رسید.

تحقیقاتی که نشان می‌دهند کلسترول و چربی خون باعث بیماری قلبی می‌شود

سؤال: حدس بزنید چند تا تحقیق در دنیا وجود دارند که نشان می‌دهند چربی و کلسترول باعث بیماری قلبی می‌شوند؟

صفر. حیرت‌آور است، اما جواب درست صفر است. سه محقق به نام‌های «گری تابس»، نویسنده کتاب «کالری‌های خوب و کالری‌های بد»، «اوفی راونسکاو» نویسنده کتاب «باورهای نادرست در مورد کلسترول» و «مالکوم کندریک» نویسنده کتاب «حیله‌ی کلسترول»، در یک فرا تحقیق، به بررسی تمام تحقیقات و ایده‌ها و نظریه‌ها در مورد چربی‌ها و بیماری قلبی پرداختند و نتایج بیش از هزار تحقیق را در کنار هم قرار دادند. نکته حیرت‌آوری که کشف کردند این بود که حتی یک تحقیق در دنیا وجود ندارد که ثابت کند چربی و کلسترول باعث بیماری قلبی می‌شود.

دلیلش ساده است، وقتی در دنیای علمی و پزشکی فرض می‌شود که ماده‌ای ممکن است برای انسان مضر باشد، از نظر اخلاق پزشکی، محققان حق ندارند آن را روی انسان‌ها آزمایش کنند تا مضر بودن آن را ثابت کنند. وقتی فرض بر این

بود که چربی‌ها در درازمدت برای انسان بیماری قلبی به همراه می‌آورند هرگز هیچ تحقیقی انجام‌نشده که این را ثابت کند.

شاهد دروغ‌گو در دادگاه ما

«آنسل کیز» پدر تئوری ارتباط کلسترول و بیماری قلبی است. او در دهه ۱۹۵۰ یک محقق معروف و صاحب‌مقام بود که به دلیل کتاب شاهکارش «بیولوژی گرسنگی در بدن انسان» بسیار معروف شده بود، این کتاب دو جلدی واقعا کم نظیر است. در زمان زندگی او بیماری قلبی روند رو به رشدی را آغاز کرده بود و موضوع داغی بین مردم بود و همه به دنبال راه‌حل آن بودند. آنسل کیز، در مقالاتی که ارائه داد توضیح داد که تحقیقاتش نشان می‌دهند، بیماری قلبی به دلیل رسوب کلسترول در رگ‌های خونی است و توضیح داد که ازآنجایی‌که کلسترول فقط در چربی‌ها وجود دارد پس احتمالا تنها راه کاهش کلسترول در بدن کاهش مصرف چربی است. این مقاله تیتر بزرگ و جنجالی‌ای در روزنامه نیویورک‌تایمز شد و زیربنای اصلی این تفکر که چربی باعث بیماری قلبی می‌شود پایه‌گذاری شد.

آنسل کیز در تحقیق خود نشان داد که بر روی نمودار وقتی به کشورهای آمریکا و کانادا و استرالیا و انگلستان و ایتالیا و ژاپن نگاه کنیم هر چه مصرف چربی زیاد شده بیماری قلبی هم بیشتر شده است.

تحقیقات درست، نتایج اشتباه

اما پس از مرگش کشف شد که آنسل کیز یکی از بزرگ‌ترین محققان دروغ‌گو بوده. درواقع او تحقیقات خود را بر روی ۲۲ کشور انجام داده بود و آمار در این ۲۲ کشور نشان می‌داد که چربی و کلسترول هیچ ارتباطی به بیماری قلبی ندارد و حتی در برخی از آمار هر چه مصرف چربی بیشتر شده بود بیماری قلبی کاهش یافته بود. اما ازآنجایی‌که برای یک محقق دردناک است که پس از سال‌ها تحقیق اذعان کند که تحقیقاتش بی‌نتیجه هستند و هیچ‌چیزی را ثابت نمی‌کنند، آنسل کیز تمام این کشورها را حذف کرد و فقط تحقیقات مربوط به ۷ کشوری که نظریه‌اش را ثابت می‌کردند را ارائه داد. امروزه می‌دانیم که کلسترول و چربی کوچک‌ترین ارتباطی

با بیماری قلبی ندارند و دقیقاً برعکس. اما چیزی که سال‌ها در ذهن مردم مانده را نمی‌توان به‌راحتی تغییر داد.

درواقع آمار نشان می‌دهد خوردن چربی و کلسترول ازلحاظ آماری ارتباط مستقیم به بیماری قلبی دارند، اما فقط اگر در یکی از کشورهای اشاره زندگی می‌کنید و در بقیه کشورها آمار برعکس موضوع را نشان می‌دهند. جمله معروفی وجود دارد که «آمار هرگز دروغ نمی‌گوید، اما دروغ‌گوها برای اثبات خود از آمار استفاده می‌کنند» و آنسل کیز بارزترین نمونه این جمله در تاریخ است.

وزن کم کنید تا ریسک بیماری قلبی کم شود

سال‌های سال توصیه‌شده که اگر افراد درصد چربی بدنِ خود را کاهش دهند، می‌توانند خطر ابتلا به بیماری قلبی را کاهش دهند و این کاملاً درست است. از طرفی می‌دانیم کاهش چربی‌های خوراکی و خوردن کربوهیدرات‌ها باعث چاقی می‌شود و برای کاهش وزن تنها راه‌حل اساسی و دائمی این است که مصرف کربوهیدرات را کاهش دهیم و چربی بیشتری مصرف کنیم. از طرفی اگر «خوردن چربی باعث بیماری قلبی شود»، تمام این گزینه‌ها در کنار هم به یک تناقض آشکار می‌رسند.

پس تنها راه‌حل منطقی برای خلاصی از این تناقض این است که یکی از سه گزینه زیر را دور بیندازیم.

۱- کاهش وزن و آب‌کردن چربی‌های اضافه بدن، باعث کاهش ریسک بیماری قلبی می‌شود.

۲- کاهش کربوهیدرات‌ها و افزایش مصرف چربی‌ها راه‌حل اصلی کاهش وزن دائمی و پایدار است.

۳- افزایش مصرف چربی و کاهش کربوهیدرات‌ها باعث بیماری قلبی می‌شود.

در ادامه توضیح خواهم داد که گزینه سه کاملاً اشتباه است. حتی راه‌حل جلوگیری از بیماری قلبی افزایش خوردن چربی و مخصوصاً چرب‌ها حیوانی است.

تمام افراد دنیا یک رژیم ۷۰-۶۰ درصد چربی دارند

فقط این نکته به‌تنهایی تمام ابهامات در مورد مضر بودن چربی‌ها در بدن را رفع می‌کند. بدون اینکه چیزی در مورد خوراکی‌هایی که می‌خورید بدانم با یقین کامل می‌گویم، بدن شما انرژی خود را از یک رژیم حداقل ۶۰ درصد چربی تأمین می‌کند.

نکته‌ای که باید درک کنید این است که اصلاً مهم نیست شما خودتان چه می‌خورید و چه در دهان می‌گذارید، مهم آن است که بدن شما چه چیزی را به‌عنوان انرژی مصرف می‌کند. وقتی غذا می‌خورید چربی‌های خوراکی در بدن ذخیره می‌شوند تا در بین وعده‌های غذایی انرژی شما را تأمین کنند. بخشی بسیار اندکی از کربوهیدرات‌ها در بدن در سلول‌های عضلات ذخیره می‌شوند و بخش عمده کربوهیدرات‌ها به‌صورت چربی در سلول‌های چربی ذخیره می‌شوند تا بدنتان در طی روز و در بین وعده‌های غذایی یا در هنگام خواب از آن‌ها استفاده کند.

نکته مهمی که حتی بسیاری از متخصصان تغذیه نادیده می‌گیرند این است که بدن شما در طی روز بیشترین سوخت خود را از چربی‌ها تأمین می‌کند. بدون توجه به اینکه شما در طی روز چه می‌خورید، حتی اگر یک رژیم ۱۰۰ درصد کربوهیدراتی داشته باشید، بدن شما در طی روز احتمالاً ۶۰ درصد انرژی خود را از چربی‌ها تأمین می‌کند. پس چربی‌ها به‌هیچ‌وجه برای بدن مضر نیستند و رژیم تمام افراد دنیا چه درک کنند و چه نکنند یک رژیم حداقل ۶۰ درصد چربی است.

اگر شما کمتر از ۶۰ درصد انرژی خود را از چربی‌ها تأمین می‌کنید، صرفا دارید یک مرحله اضافه به سیستم سوخت رسانی بدنتان تحمیل می‌کنید، بدنتان باید مواد غذایی را به صورت چربی ذخیره کند و سپس از آن چربی‌ها برای تامین انرژی بدن استفاده کند. تمام مشکلات شما با تناسب اندامتان ناشی از همین یک مرحله اضافه‌ای است که به بدن خود تحمیل می‌کنید.

در گرسنگی و رژیم بدن شما چربی می‌خورد

فرض کنیم بدن شما روزی ۳۰۰۰ کالری انرژی نیاز دارد، اگر رژیم بگیرید و تمام شرایط چربی‌سوزی هم مهیا باشد و روزی ۲۵۰۰ کالری بخورید، بدنتان ۵۰۰ کالری دیگر را از ذخایر چربی استفاده می‌کند. سلول‌های بدن شما ۵۰۰ کالری را از چربی‌هایی که در بدن ذخیره کرده‌اید می‌خورند. از دید بدن هیچ تفاوتی بین چربی‌هایی که می‌خورید با چربی‌هایی که خودش از کربوهیدرات‌ها می‌سازد وجود ندارد. شما وقتی حتی هیچ‌چیزی نخورید و روزه کامل باشید، بدن شما سوختش را از چربی‌ها تأمین می‌کند و چربی‌ها اصلی‌ترین منبع سوختی بدن هستند.

نوع چربی‌هایی که بدن انسان تولید می‌کند از نوع چربی‌های اشباع شده هستند. این چربی‌ها بهترین چربی‌های ممکن برای بدن انسان هستند. این چربی‌ها دقیقا همان چربی‌هایی هستند که در روغن‌ها و چربی‌های حیوانی و محصولات لبنی مانند خامه و کره حیوانی یافت می‌شوند. مصرف هر چه بیشتر از چربی‌های حیوانی می‌تواند سلامت و البته تناسب اندام شما را تضمین کند.

قبلاً توضیح دادم افرادی که برای لاغری از رژیم کم‌کالری و کم‌چربی پیروی می‌کنند، درواقع از یک رژیم کم کربوهیدرات پیروی می‌کنند. اگر انرژی چربی‌های ذخیره شده‌ای که آب می‌شوند، را هم به‌عنوان غذای سلول‌ها در نظر بگیریم، تمام رژیم‌هایی که باعث لاغری می‌شوند از دید بدن یک رژیم پرکالری و پرچربی هستند. مهم نیست شما چه می‌خورید، مهم این است سلول‌های بدنتان چه می‌خورند.

تنها سوخت مغز کربوهیدرات است!!!!!!!

از بسیاری از متخصصان تغذیه می‌شنوید که تنها سوخت مغز و برخی اندام بدن گلوکز و قند است، پس خوردن مواد کربوهیدراتی الزامی است. اما لازم است کمی باهوش‌تر باشیم، و به «قوهای مشکی» توجه کنیم. این جمله که «سوخت مغز تنها از گلوکز است» به‌عبارت دیگر یعنی اگر برای چند روز گلوکز به مغز نرسد مغز نمی‌تواند انرژی خود را تأمین کند و سرانجام خواهید مرد، اما افرادی که در آلاسکا یا قطب‌ها زندگی می‌کنند و تنها غذایشان گوشت و چربی و نسوج حیوانی است و

جایی زندگی می‌کنند که هیچ غذای گیاهی نمی‌روید چگونه سال‌های سال زندگی می‌کنند و حتی طول عمرشان بسیار بیشتر از افراد شهرنشین است؟

مغز انسان در نبود کربوهیدرات‌ها انرژی خود را ۷۵ درصد از موکول‌هایی به نام کتون تأمین می‌کند و ۲۵ درصد بقیه انرژی را از سوزاندن گلیسیرول تأمین می‌کند. گلیسیرول ماده‌ای است از تجزیه چربی‌ها (تری گلیسیرید) به اسیدهای چرب آزاد به دست می‌آید. کتون مولکول‌هایی هستند که از چربی‌ها تولید می‌شوند. بدون کربوهیدرات مغز شما می‌تواند به‌راحتی انرژی خود را از چربی‌ها تأمین کند. امروزه باور اینکه مغز فقط از گلوکز برای انرژی استفاده می‌کند هم به قبرستان تئوری‌های علمی قدیمی پیوسته است.

افزایش تمرکز فوق‌العاده مغز

نه‌تنها در نبود کربوهیدرات‌ها مغز می‌تواند انرژی خود را به‌خوبی تأمین کند، بلکه به گفته محققان، کتون‌ها سوخت بسیار پربازده‌تری برای مغز هستند و مغز با سوخت کتون بسیار فعال‌تر و خلاق‌تر می‌شود. اپیلپسی یک بیماری فعالیت نامنظم سلول‌های مغزی است. نکته بسیار جالب اینکه، یک رژیم بدون کربوهیدرات، که باعث می‌شود مغز از کتون‌ها برای سوخت استفاده کند باعث درمان این بیماری می‌شود. کافی است یک‌بار یک رژیم بدون کربوهیدرات را تجربه کنید تا از چند برابر شدن تمرکز خود بر کارهای روزانه حیرت‌زده شوید. افزایش تمرکز و باهوش‌تر شدن مهم‌ترین دلیلی است که من را عاشق این زندگی کم کربوهیدرات می‌کند.

ریزش مو و چروک‌های پوستی

بسیاری از افراد در هنگام رژیم خود دچار ریزش مو یا چروک پوست می‌شوند. بسیار از افراد بعدازاینکه وزن زیادی را کم می‌کنند پوست بدنشان شل و بدحالت می‌شود و بدنشان زشت‌تر از حتی زمان چاقی می‌شود.

مشکل این افراد کم خوردن چربی و کلسترول است، کلسترول و چربی‌ها مهم‌ترین عنصر در بدن ما هستند.

مغز انسان تقریباً کاملاً از چربی و کلسترول تشکیل‌شده، بخش عمده زیبایی و درخشش پوست و مو به چربی‌هایی که می‌خورید ارتباط دارد. هسته و بخش اصلی تک‌تک سلول‌های بدن شما از چربی است. کبد شما برای اینکه خود را ترمیم کند هرساله نیاز به ۷ کیلو چربی دارد.

دلیل واقعی بیماری قلبی چیست؟

بنا به دلایلی، مانند استرس زیاد، کهولت سن، مصرف دخانیات، یا قند خون بالا، رگ‌ها دچار زخم‌های میکروسکوپی و التهاب می‌شوند. یکی از اصلی‌ترین دلیل‌های این زخم‌ها در وهله اول بالا بودن سطح انسولین خون است چون انسولین باعث کاهش انعطاف رگ‌ها می‌شود. بدن برای ترمیم این رگ‌ها «باید» از کلسترول استفاده کند. در غیر این صورت عواقبی مانند مرگ و خونریزی داخلی در کمین شماست.

کلسترول‌ها ماده اصلی حیات انسان هستند. میتوکندری یا موتور اصلی تک‌تک سلول‌ها از کلسترول ساخته می‌شود. اکثر هورمون‌های بدن از کلسترول ساخته می‌شوند. هورمون‌های جنسی کاملا از کلسترول هستند. اگر کلسترول بدن کاهش یابد بدن در ترمیم خود دچار مشکل می‌شود. بدون کلسترول عضله سازی و داشتن اندام متناسب ممکن نیست، بدن برای ساخت عضلات بیش از پروتئین به چربی‌ها نیاز دارد.

کمبود چربی‌ها در رژیم غذایی اصلی‌ترین دلیل افسردگی است. دکتر پریتیکن نویسنده کتاب «رژیم پریتیکن»، در کتابش توصیه می‌کند که برای کاهش وزن باید چربی‌ها را به کمتر از ده درصد کل کالری‌های مصرفی رساند. این دکتر خود به دلیل افسردگی حاد ناشی از تعهد سرسختانه به این رژیم، خودکشی کرد. این نوع رژیم کم چربی، نسخه کاملاً اثبات‌شده‌ای است برای کسانی که بخواهند خود را دچار افسردگی کنند.

درواقع کلسترول آن‌قدر برای بدن مهم است که حتی اگر از طریق خوردن هیچ کلسترولی وارد بدن نکنید بدن و تک‌تک سلول‌ها کلسترول موردنیاز خود را تولید می‌کنند. بدون کلسترول مرگ شما حتمی است. میزان کلسترولی که بدن

در شبانه‌روز تولید می‌کند چند برابر کلسترولی است که از طریق خوردن وارد بدن می‌شود. مقدار چربی‌ای که می‌خورید تأثیری بر میزان کل کلسترول بدن ندارد.

در خون کلسترول وجود ندارد

نکته مهم اینکه به‌هیچ‌وجه هیچ کلسترولی در خون وجود ندارد. خون یک مایع مبتنی بر آب است و چربی‌ها در آب حل نمی‌شوند. در خون، چربی‌ها به کمک لیپوپروتئین‌ها جابه‌جا می‌شوند. لیپوپروتئین‌ها می‌توانند چربی و کلسترول را در خود جای بدهند و وارد خون شوند و کلسترول و چربی‌ها را به مقصد مورد نظر برسانند. به‌طور عامیانه، لیپوپروتئین‌ها ماشین‌های حمل کلسترول و چربی در خون هستند.

در افرادی که به تنگی عروق دچار می‌شوند، این لیپوپروتئین‌های حامل کلسترول هستند که در دیواره رگ‌ها گیر می‌کنند و کلسترول به‌خودی‌خود هیچ نقشی در تنگی عروق ندارد. لفظ کلسترول خون صرفاً یک‌لفظ عامیانه است و در اصل هیچ کلسترولی در خون وجود ندارد و به‌صورت رایج به این حامل‌های کلسترول، صرفاً کلسترول گفته می‌شود.

HDL و LDL

وقتی رگ‌ها دچار زخم می‌شوند و نیاز به ترمیم دارند بدن برای ترمیم سلول‌های دیواره رگ‌ها به کلسترول نیاز دارد. کلسترول بخش اصلی فرایند ترمیم سلول‌ها است. در فرایند ترمیم، حامل‌هایی به نام LDL (لیپوپروتئین‌های با تراکم کم)، کلسترول را به سلول‌های زخمی می‌رسانند و حامل‌هایی به نام HDL (لیپوپروتئین‌های با تراکم زیاد) کلسترول‌های قدیمی را از سلول‌ها جمع می‌کنند و به کبد می‌برند.

در این جریان برخی از LDL ها اکسیده می‌شوند و در دیواره رگ‌ها رسوب می‌کنند و باعث تنگی عروق می‌شوند. همیشه LDL ها به‌عنوان کلسترول بد و HDL ها به‌عنوان کلسترول خوب معروف بوده‌اند.

تا سال‌ها پیش فرض بر این بوده که هرچه LDL در خون کمتر باشد و HDL بیشتر، احتمال وقوع بیماری قلبی کم می‌شود.

نکته جالب اینکه تنها چیزی که باعث می‌شود HDL در خون زیاد شود یک رژیم پر از چربی حیوانی است. درواقع هر چه میزان مصرف کربوهیدرات‌ها را کاهش دهید میزان HDL بالا می‌رود و هرچه کربوهیدرات بیشتری بخورید میزان HDL کم می‌شود. ارتباط HDL و کربوهیدرات‌ها آن‌قدر تنگاتنگ است که محققان با اندازه‌گیری سطح HDL به‌دقت می‌توانند بگویند فردی در رژیمش چقدر کربوهیدرات مصرف می‌کند.

متهم اصلی بیماری قلبی

اما در مورد LDL چه می‌توان گفت. ازآنجایی‌که تنگی عروق به دلیل رسوب LDL است تا چند سال پیش‌فرض این بود که LDL ها بد هستند. اما یک سؤال همیشه در پرده ابهام بود، اگر ال‌دی‌ال‌ها برای بدن مضر هستند چرا بدن آن‌ها را تولید می‌کنند و چرا بخش اصلی در فرایند ترمیم سلول‌ها هستند. اگر LDL بدن شما از حدی کمتر شود، دچار مرگ زودرس خواهید شد. کلید معما این است: امروزه با پیشرفت تکنولوژی دانشمندان فهمیده‌اند که تمام LDL ها مضر نیستند. LDL ها را می‌توان به دو دسته LDL بزرگ و طبیعی و LDL ریز و فشرده تقسیم‌بندی کرد. درواقع LDL های بزرگ و طبیعی کوچک‌ترین ضرری برای بدن ندارند و هرگز در رگ‌ها رسوب نمی‌کنند. اما LDL های ریز و فشرده، که به نوع B معروف هستند، پس از اکسیده شدن در لابه‌لای ترک‌های رگ‌ها گیر می‌کنند و وقتی HDL خون پایین باشد، آن‌ها روی هم تل‌انبار می‌شوند و رسوب‌های رگ‌ها را ایجاد می‌کنند.

در بدن خوردن قند، مخصوصا فروکتوز، خون تنها عامل به وجود آمدن این LDL های فشرده هستند و درنتیجه بالا بودن قند خون را می‌توان عامل شماره یک بیماری قلبی می‌شود.

سعی می‌کنم از پرداختن به جزئیات علمی و خسته کننده تا جای ممکن بپرهیزم اما بد نیست بدانید عامل اکسیده شدن این لیپوپروتئین‌ها در رگ‌های خونی، اکسیدان‌هایی به نام ROS هستند. این اکسیدان‌ها پسماند سوخت قندها در بدن هستند.

اگر تعداد جرائم زیاد شده راه‌حل این است که به پلیس زنگ نزنید

برای توضیح بی‌تقصیر بودن کلسترول در بیماری قلبی، مثالی را از مستند عالی و جنجالی «Fat Head» قرض می‌گیرم. فرض کنید در محله‌ای جرم و جنایت به‌شدت زیاد شده است. عده‌ای متخصص سعی می‌کنند راهی برای کم کردن جنایت پیدا کنند. آن‌ها پس از تحقیقات بسیار و توجه به آمار به این نتیجه می‌رسند که در محله‌هایی که جرم و جنایت به‌شدت زیاد شده، تعداد تماس‌های تلفنی به پلیس هم زیاد شده است. پس نتیجه‌گیری می‌کنند، برای کاهش جرم و جنایت باید از مردم بخواهند که با پلیس تماس نگیرند.

دقیقاً همان عواملی که باعث ایجاد زخم در رگ‌ها می‌شوند، عواملی هستند که باعث می‌شوند کلسترول خون زیاد شود. درواقع کلسترول خون زیاد می‌شود تا بتواند رگ‌ها را ترمیم کند. اما محققان سال‌ها قبل وقتی آمار را بررسی می‌کردند، همواره دیده بودند که در خون افرادی که بیماری قلبی دارند کلسترول زیادی وجود دارد پس توصیه کرده بودند برای جلوگیری از بیماری قلبی کلسترول کمی بخورید. اما مقدار کلسترول در بدن دقیقاً مانند تعداد تماس‌های گرفته‌شده به پلیس است. تماس با پلیس صرفاً واکنش به افزایش جنایت است و افزایش کلسترول در خون، واکنش به عوامل ایجادکننده بیماری عروقی است.

رابطه کلسترول و بیماری قلبی دقیقاً مانند رابطه درد و زخم است. همان‌طور که درد نشان می‌دهد که جایی زخم شده، کلسترول بالا نشان می‌دهد که بدن در وضع خوبی نیست. اما همان‌طور که کم کردن درد با مسکن نه‌تنها مشکل را حل نمی‌کند و تنها سرپوشی برای مشکل است، کم کردن کلسترول با مصرف رژیم کم‌چربی پوشاندن آثار وضعیت بد رگ‌های خونی است.

کم کردن کلسترول خوراکی دلیل اول عصبی‌تر شدن مردم، کاهش تمرکز، ضعف حافظه و ضعف قوای جنسی است.

کدام گزینه را دور می‌اندازید؟

با علمی که امروزه در اختیار داریم می‌توانیم معمای مطرح‌شده قبلی را حل کنیم. کدام یک از جملات متناقض زیر را دور می‌اندازید؟

۱- کاهش وزن و چربی‌های اضافه باعث کاهش ریسک بیماری قلبی می‌شود.

۲- کاهش کربوهیدرات‌ها و طبیعتاً افزایش مصرف چربی‌ها راه‌حل اصلی کاهش وزن دائمی و پایدار است.

۳- افزایش مصرف چربی و کاهش کربوهیدرات‌ها باعث بیماری قلبی می‌شود.

جواب گزینه سوم است. همچنین یکی از باورهای قدیمی زیر را هم باید دور بریزید.

۱- بالا بودن مصرف کربوهیدرات‌ها و کم بودن چربی در رژیم غذایی باعث بیماری‌های، دیابت و چاقی، آلزایمر و کبد چرب می‌شود.

۲- بالا بودن مصرف چربی و کم کردن مصرف کربوهیدرات‌ها باعث بیماری قلبی می‌شود.

یا باید معتقد باشید که در هر شرایط یک قربانی هستید و محکوم هستید به یکی از این بیماری‌های کشنده دچار شوید یا یکی از دو باور متناقض را دور بریزید.

آنچه باعث بیماری قلبی می‌شود دقیقاً همان چیزی است که باعث تمام بیماری‌های دیگر مثل آلزایمر و دیابت و چاقی است. دکتر «مایکل ایدس» در کتاب فوق‌العاده و پرفروش خود به نام «قدرت پروتئین» می‌گوید، باور مضر بودن چربی‌ها آن‌قدر در بین مردم ریشه دوانده است، که سال‌های سال طول می‌کشد تا آن را پاک کنیم.

عمیق‌تر شدن ریشه علف‌های هرز

باور به مضر بودن چربی و باور مردم به اینکه برای تناسب‌اندام باید کالری‌های مصرفی خود را کاهش دهند، باورهای هرزی هستند که در بین مردم شکل‌گرفته است، اما تبلیغات و شرکت‌های بازرگانی ریشه این علف‌های هرز را عمیق‌تر کرده‌اند.

زمانی که ۵۰ سال پیش مردم به‌اشتباه به این باور رسیدند که برای سلامت و تناسب‌اندام باید مصرف کالری‌ها و همچنین چربی‌ها را کم کنند، شرکت‌های تولید مواد غذایی به‌سرعت اقدام به تولید محصولات کم‌چرب و کم‌کالری کردند، چون چیزی بود که شدت خریدار پیداکرده بود. زمانی که کارخانه‌های تولید مواد غذایی همواره برای جلب نظر مشتریان، محصولات کم‌چرب و کم‌کالری خود را تبلیغ می‌کنند. باور مردم به اینکه چربی مضر است و باید کالری‌های خود را کم کنند بیشتر می‌شود. مردم با خود می‌گویند اگر خوردن چربی خوب بود شرکت‌ها برای تولید محصولات کم‌چرب رقابت نمی‌کردند. هر چه این باور عمیق‌تر می‌شود، شرکت‌ها محصولات خود را کم‌کالری‌تر و کم‌چرب‌تر می‌کنند و بیشتر تبلیغ می‌کنند تا سود بیشتری به دست آورند. این چرخه، دور شدن از این باورهای اشتباه را سخت‌تر می‌کند.

کمیت در مقابل کیفیت

کیفیت یا کمیت

شرکت‌های تولید محصولات غذایی مدام محصولات کم‌کالری خود را تبلیغ می‌کنند و باور مردم را به اینکه برای تناسب‌اندام باید کالری‌های خود را کاهش دهند عمیق‌تر می‌کنند.

کم‌کالری کردن محصولات تنها روشی است که با آن شرکت‌ها می‌توانند فروش خود را بیشتر کنند. این شرکت‌ها هرگز نمی‌توانند ادعا کنند که کیفیت محصولاتشان زیاد است و باعث سلامت می‌شود، تنها کاری که از دستشان برمی‌آید این است که محصولات کم‌کالری تولید کنند و از مردم بخواهند خودشان مواظب مقدار خوردن باشند تا چاق نشوند. اما مقدار کالری مصرفی به‌هیچ‌وجه مهم نیست، تنها عامل مهم کیفیت غذاهایتان است. اگر کیفیت غذاهایتان را بیشتر نکنید هرگز با کم کردن کالری نخواهید توانست به تناسب‌اندام دائمی برسید. فروشنده یک نوشابه فقط با کم کردن کالری است که می‌تواند محصول خود را بیشتر از رقیبش بفروشد و هرگز نمی‌تواند در تبلیغاتش به شما بگوید «نوشابه سالم بخورید»، فقط می‌تواند بگوید «نوشابه کم‌کالری بخورید.»

قیمت عامل اصلی

از عوامل اصلی، که دست‌های پشت پرده تمایل شدیدی به ترویج رژیم‌های پرکربوهیدرات دارند قیمت کم این محصولات است. اگر با یک وعده ماکارونی پر نشاسته و پرکربوهیدرات باقیمت بسیار اندک سیر می‌شوید، برای سیر شدن با محصولات باکیفیت باید چندین برابر هزینه بیشتری کنید، حتی هزینه‌هایی تا ۱۰ برابر قیمت محصولات کم کربوهیدرات. کارخانه‌ها می‌توانند با مواد غذایی کم کربوهیدرات و چربی‌های ارزان‌قیمت گیاهی محصولاتی با سودهای زیاد تولید کنند.

خانم «نینا تایکولز» در کتاب پرفروش خود به نام «The Big Fat Surprise» که یک کتاب تاریخ تغذیه است شرح می‌دهد: وضعیت بد سلامت دنیا را می‌توان به‌نوعی به سیاست‌ها جاه‌طلبانه آمریکا پس از جنگ جهانی دوم و مخصوصاً دوره ریاست جمهوری نیکسون ارتباط داد. در آن زمان آمریکا با ایجاد هرم غذایی و تبلیغ محصولات ارزان‌قیمت تولیدشده از ذرت می‌خواست اقتصاد ورشکسته خود را نجات دهد و هزینه‌های خوراکی‌ها را کاهش دهد. اکنون می‌دانیم هرم غذایی یک دروغ بزرگ در تاریخ سلامت بشر بوده و دقیقاً از همان زمان بیماری و چاقی رشد صعودی گرفته است.

غذاهای باکیفیت

در مورد کیفیت مواد غذایی می‌توان چندین کتاب نوشت و در کتاب‌های دیگرم به آن خواهم پرداخت. در این کتاب سعی کردم مسیر درست فکر کردن در مورد تغذیه و بدن را نشان دهم، مسلماً در اول مسیر هستید و حتی یک کتاب ۱۰۰۰ صفحه‌ای برای توضیح عوامل مؤثر در تناسب‌اندام و لاغری کم است.

اصلی‌ترین عامل کیفیت مواد غذایی، کربوهیدرات‌ها بودند که در این کتاب بررسی کردیم. اما با چند نکته کوتاه زیر می‌خواهم یک دید کلی نسبت به موضوع کیفیت غذاها داشته باشید.

معیارهای متفاوتی برای انتخاب مواد غذایی باکیفیت وجود دارد. به‌عنوان مثال در انتخاب چربی‌ها، چربی‌های حیوانی چربی‌های با کیفیتی هستند که می‌توانند

شما را در مسیر تناسب‌اندام کمک کنند و در عوض چربی‌های گیاهی اشباع‌نشده، می‌توانند روند لاغری شما را قطع کنند، چربی‌های اشباع نشده و گیاهی در معرض هوا به‌راحتی اکسیده می‌شوند و همچنین باعث افزایش التهابات درونی بدن‌تان می‌شوند.

مقدار پروتئین و نوع پروتئینی که مصرف می‌کنید می‌تواند تأثیر بسیار عمده‌ای بر سلامت و تناسب‌اندام شما داشته باشد. اگر یادتان باشد در دوران نوجوانی در زمان رشد مقدار بسیار زیادی غذای می‌خوردید، شاداب بودید و تناسب‌اندام خوبی داشتید. با خوردن ۳۰ گرم پروتئین باکیفیت در ۳ وعده در روز می‌توانید بدن خود را در شرایطی قرار دهید که بدنتان مدام خودش را بازسازی کند و سلول‌های جدید جایگزین سلول‌های قدیمی کند، این فرایند بازسازی به‌تنهایی متابولیسم‌تان را بین ۵۰۰ تا ۷۰۰ کالری بیشتر می‌کند.

مسلماً شنیده‌اید که امگا ۳ می‌تواند در تناسب‌اندام شما تأثیر زیادی بگذارد، آیا این ربطی به مقدار خوردن یا انرژی سوزانده شده دارد؟ به‌هیچ‌وجه، این موادغذایی به‌واسطه تأثیراتی که بر روی سلامت سلول‌ها و هورمون‌ها دارند در تناسب‌اندام تأثیر می‌گذارند. امگا ۳ با کاهش التهابات بدن و با پاکسازی کبد، شما را در مسیر لاغری سریع‌تر پیش خواهد برد. این نکته که مواد غذایی خاصی وجود دارند که خوردنشان می‌تواند شما را لاغر کند گواه این موضوع است که فقط بر کیفیت و خواص غذاها باید متمرکز شوید.

مسلماً اکثر شما شنیده‌اید که فیبرها که کربوهیدرات‌های هضم نشدنی هستند برای بدن شما مفید هستند ولی احتمالاً عده کمی دلیل آن را می‌دانید. فیبرها بر روی باکتری‌های روده شما تأثیر می‌گذارند. تعداد باکتری‌های روده شما ۱۰ برابر کل سلول‌های بدنتان هستند و این باکتری‌ها می‌توانند تا حد زیادی بر میزان چربی‌های ذخیره‌شده بدنتان و حتی هوس‌هایتان تأثیر بگذارند.

حتی موضوعاتی وجود دارند که هیچ ارتباطی با خوراکی‌های شما ندارند و هیچ ارتباطی هم با مقدار مصرف انرژی ندارند اما موضوعات بی‌نهایت پراهمیتی در تناسب‌اندام هستند. به‌عنوان مثال خواب. خواب بدون یک تردید مهم‌ترین عامل در تناسب‌اندام شماست و این اثر فقط به یک دلیل است. خواب بر هورمون‌های

تاثیرگذار در تناسب‌اندام تأثیر دارد. اگر فقط یک تغییر در زندگی می‌خواهید ایجاد کنید، کیفیت خواب خود را بهبود دهید و بیشتر بخوابید، این یک تغییر جادویی خواهد بود.

جواب معمای آخر

اما یک معمای دیگر هنوز بی‌جواب مانده است. کشورهایی مانند ژاپن همواره جز پرمصرف‌ترین کشورهای مصرف‌کننده کربوهیدرات‌های نشاسته‌ای در دنیا بوده‌اند ولی درصد چاقی پایینی داشته‌اند. آیا این موضوع نقض صحبت‌ها ما است؟

اگر از فصل‌های قبل یادتان باشد قول دادم در مورد یک نوع کربوهیدرات خاص به نام فروکتوز بیشتر صحبت کنم. درواقع فروکتوز را می‌توان اصلی‌ترین مجرم اضافه‌وزن دانست. فروکتوز به قند میوه معروف است چون قند میوه‌ها از این نوع کربوهیدرات است. فروکتوز قند خون را بالا نمی‌برد. دقیقاً به همین دلیل همواره فرض بر این بوده که فروکتوز یک ماده غذایی بسیار خوب است. ۵۰ درصد از قند و شکر مصرفی فروکتوز است. این کربوهیدرات مزه شیرین دارد، درواقع هر چیزی که مزه شیرین دارد، فروکتوز در آن به‌کاررفته. دقیقاً به همین دلیل در صنایع غذایی از HFCS55 به‌عنوان شیرین‌کننده استفاده می‌کنند. این قند ۵۵ درصد فروکتوز و ۴۵ درصد گلوکز است و بسیار شیرین‌تر و ارزان‌تر از قند معمولی است.

بخش عمده‌ی چاقی با فروکتوز شروع می‌شود. فروکتوز وارد جریان خون نمی‌شود و به‌هیچ‌وجه تأثیری روی انسولین ندارد. فروکتوز به‌صورت کامل وارد کبد می‌شود و در آنجا به‌صورت عمده به چربی تبدیل می‌شود. بیماری کبد چرب تا سال‌ها پیش تنها مخصوص افرادی بود که نوشیدنی‌های الکلی مصرف می‌کردند. اما امروزه در بین تمام مردم رایج شده است. دلیل این بیماری تجمع چربی‌هایی است که از تبدیل فروکتوز در کبد به وجود می‌آید. سلول‌های بدن تنها قادر به سوزاندن گلوکز و چربی هستند. فروکتوز در بدن برای سوزانده شدن باید ابتدا به چربی تبدیل شود تا بتواند مورد استفاده سلول‌ها قرار گیرد.

اگر یادتان باشد گفتیم مشکل اصلی افرادی که اضافه‌وزن دارند مقاومت سلول‌های بدنشان در برابر انسولین است. مقدار زیاد فروکتوز در بدن اصلی‌ترین

پایان افسانه کالری‌ها – فصل یازدهم

دلیل مقاوم شدن سلول‌های کبد و سلول‌های عضلانی به انسولین است.

بسیاری فکر می‌کنند آب‌میوه ۱۰۰ درصد طبیعی یکی از سالم‌ترین نوشیدنی‌های دنیا است. اما آب‌میوه ۱۰۰ درصد طبیعی و خانگی مضرترین خوراکی قابل‌تصور برای بدن است. چون حاوی مقدار زیادی فروکتوز است و هیچ فیبری در آب‌میوه وجود ندارد که سرعت جذب این فروکتوزها را کم کند. زیاد تفاوتی بین یک لیوان الکل و یک لیوان آب انگور وجود ندارد، از دید متابولیسم تقریبا یکسان هستند.

دکتر رابرت لاستیگ در کتاب فوق‌العاده خود به نام «Fat Chance» می‌گوید: همان‌طور که انداختن یک قرص ویتامین در یک نوشابه باعث نمی‌شود، نوشابه یک نوشیدنی فوق‌العاده سالم باشد. بهانه وجود ویتامین در آب‌میوه هم نمی‌تواند مانع صدمات قند فروکتوز زود جذب آن شود.

میوه‌ها به‌صورت طبیعی مقدار کمی فروکتوز دارند و مقدار زیاد فیبر باعث می‌شود اولاً زیاده‌روی در خوردن میوه‌ها سخت شود، دوما فرایند هضم و جذب این قند به‌آرامی صورت بپذیرد. اما وقتی فروکتوز به‌صورت آب‌میوه یا قند، یا به‌صورت مربا و بدون فیبر مصرف می‌شود مضرترین خوراکی دنیا برای بدن است. فروکتوز اولین فعال کننده استعداد چاقی است. استعداد چاقی از کبد آغاز می‌شود.

دلیل اصلی اینکه کشورهایی مانند ژاپن حتی باوجود خوردن کربوهیدرات‌های نشاسته‌ای چاق نمی‌شدند این است که مقدار مصرف فروکتوز و قند و میوه در این کشور به‌شدت کم بوده است.

اگر اکنون در بهترین وضعیت سلامت و تناسب‌اندام خود قرار دارید با نخوردن مواد غذایی حاوی فروکتوز، می‌توانید از چاق شدن بدنتان جلوگیری کنید و تا همیشه سالم و با تناسب‌اندام زندگی کنید. اما اگر اکنون در بهترین وضعیت تناسب‌اندام و سلامت قرار ندارید، اولا باید قند فروکتوز را از رژیمتان حذف کنید تا وضعیت بدتر نشود و دوما برای بازگشت به وضع ایده‌آل باید مصرف کربوهیدرات‌ها و قند گلوکز خود را محدود نگه دارید.

چاق کردن حیوانات قسمت سوم

تابه‌حال دو روش از ۵ روش برای چاق کردن حیواناتی که به‌صورت طبیعی هرگز دچار اضافه‌وزن نمی‌شوند را بررسی کردیم، روش سوم استفاده از قند است. ساده‌ترین و ارزان‌ترین روشی که در سال‌های گذشته استفاده می‌شود خوراندن فروکتوز به حیوانات است. روشی که sugar coding نام دارد. اکثر مردم درحالی‌که از روش‌های اثبات‌شده برای چاق کردن بدن و ایجاد اختلال در سیستم هورمونی و توازن سوخت بدن استفاده می‌کنند، سعی می‌کنند با ورزش و کم‌کردن کالری‌های خوراکی‌شان با زحمت و تلاش و سخت‌کوشی تناسب‌اندام نسبی خود را از دست ندهند.

غذاهای بی‌کیفیت خوشمزه هستند، بستنی و کارامل و کیک و شیرینی بسیار خوشمزه هستند، بنابراین بسیاری دوست دارند خود را گول بزنند. مردم به‌شدت دوست دارند باور کنند که می‌توانند با کاهش کالری خوراکی‌ها و کنترل میزان خوردن، همچنان به خوردن مواد غذایی بی‌کیفیت بپردازند. این‌یک اشتباه محض است. اگر کیفیت غذایتان را درست کنید، حتی اگر پرخوری کنید، نه‌تنها چاق نمی‌شوید بلکه بدنتان قوی‌تر و زیباتر خواهد شد.

به نظرم یکی از اصلی‌ترین ریشه‌های باور به اهمیت کالری‌ها که بعد از این همه سال همچنان بین مردم رواج دارد، این است که مردم دوست دارند خودشان را گول بزنند و باور کنند که یک کالری به هر حال یک کالری است و فرقی نمی‌کند از بستنی باشد یا یک تکه گوشت.

بعد از خواندن این کتاب دیگر نمی‌توانید خود را گول بزنید. همین‌که دیگر نتوانید خود را گول بزنید، بزرگ‌ترین قدم در جهت تناسب‌اندام و سلامت‌تان است. نابود کردن این باورو که «کالری‌ها و مقدار انرژی غذاها تعیین کننده تناسب اندام ما هستند» بزرگترین هدیه من به شماست.

رژیم را فراموش کنید

افراد چاقی که مدام رژیم می‌گیرند و دوباره به روش قبلی برمی‌گردند، مانند

کسی هستند که بیماری ریه دارد و سیگار را ترک می‌کند ولی به‌محض اینکه بیماری‌اش خوب شد دوباره سراغ مصرف سیگار می‌رود.

به قول یک دوستی لاغر کردن هم مثل ترک سیگار کار خیلی ساده‌ای است، حداقل ۱۰ بار تا حالا توانستم انجامش دهم.

برای رسیدن به تناسب‌اندام و حفظ دائمی آن، اولین قدم این است که، رژیم‌های موقت را برای همیشه فراموش کنید. اگر با رژیمی به‌صورت موقت موفق شدید تناسب‌اندام نسبی بدست آورید دقیقاً از لحظه‌ای که کیفیت خوراکی‌های شما به دوران قبل از رژیم برگردد، دوباره دچار اضافه‌وزن خواهید شد. تنها راه دائمی برای تناسب‌اندام این است که زیاد بخورید و سالم بخورید.

ویلیام بِنِت نویسنده کتاب «The Dieters Dilemma» می‌گوید: «رژیم گرفتن و کم خوردن مثل نگه داشتن نفس است، در هر صورت محکوم به شکست هستید»

این کتاب باید طرز فکر درستی در برخورد با بدن را در ذهنتان پایه‌گذاری کرده باشد. موضوع به هیچ‌وجه مقدار انرژی غذاها و سوزاندن انرژی با ورزش نیست، موضوع حفظ یک زندگی سالم دائمی با خوردن غذاهای باکیفیت است. چاق شدن یک مشکل سلامت است و تنها راه خلاصی از چربی‌های اضافه بازگرداندن سلامت به جسمتان و رفع مشکل «ترشح بیش از حد انسولین» است.

در کتاب‌های دیگرم عمیق‌تر و مفصل‌تر به موضوع کیفیت غذاها می‌پردازم. حتی اگر هنوز قانع نشده‌اید و اعتقاد دارید راه‌حل خلاصی از شر اضافه وزن «کم خوردن و تحرک بیشتر» است، این ایده‌ها را در ذهنتان نگه دارید، چون در ۵ سال آینده این نکات جز اصول بدیهی تغذیه خواهند بود، هر چند در حال حاضر حتی بسیاری از متخصصان تغذیه با این اصول آشنا نیستند. اما اگر با خواندن این کتاب قانع شده‌اید، تبریک می‌گویم، حداقل ۵ سال جلوتر از علم رایج کنونی بین مردم هستید، ساعت‌هایتان را ۵ سال جلوتر بکشید.

به شما تبریک می‌گویم، از این پس دیگر زمین برایتان صاف نیست، به کره زمین گرد خوش آمدید، چیزهایی را یادگرفتید که باعث شده متفاوت‌تر و عمیق‌تر از اطرافیان‌تان به بدن و سلامت و تناسب اندام نگاه کنید و باهوش‌تر باشید.

اگر تا اینجای کتاب همراه بودید نشان داده‌اید که فرد مصمم و فوق‌العاده‌ای هستید و اهل یادگیری و عملی کردن هستید، پس بهتر است همین مطالب، که بسیار خلاف باورهای عموم و خلاف آموزش‌های بسیاری از «به اصطلاح» متخصصان تغذیه است را عمیق‌تر بخوانید تا کاملا ملکه ذهن‌تان شود. این کتاب را فقط یک بار نخوانید، بدون‌شک با یکبار خواندن کتاب بسیاری از نکات برای‌تان مبهم خواهد، اگر برای بار دوم و بار سوم و چهارم این کتاب را بخوانید، هم نکات جدیدی را درک خواهید کرد که در دفعات قبلی درک نکرده بودید و هم آنقدر به مطالب مسلط خواهید شد تا بتوانید در مورد باورهای جدیدتان با اطرافیان‌تان صحبت کنید و قانع‌شان کنید و قدمی مثبت در ارتقا زندگی بقیه بردارید.

الان چیزهایی را می‌دانید که اطرافیان‌تان هنوز نمی‌دانند، سعی کنید زندگی بقیه را هم تغییر دهید. رویا و هدف من دیدن روزی است که همه آنقدر بدن‌شان را بشناسندکه هیچ کس به دلیل چاقی یا دیابت به پزشکی مراجعه نکند.

نظرات‌تان را در سایت مدرسه فیتنس، madresefitness.ir یا در شبکه‌های اجتماعی مدرسه فیتنس، با من در میان بگذارید.

اگر خواندن کتاب توانست دیدگاه‌تان را تغییر دهد و برایتان مفید بود، لطفا این کتاب و مدرسه فیتنس را به دوستان خود هم معرفی کنید.

– عانگع اصلانیان

جلد دوم این سری کتاب‌ها را با نام «پایان افسانه‌ی کلسترول، چربی و نمک» می‌توانید از سایت «مدرسه فیتنس» www.madresefitness.ir/3946 تهیه کنید.